对简帛医书中的身体词汇、身体语言、身体图像等进行系统的整理分析，研究早期医家对身体的功能与结构、身体的变异与养护的认识，分析身体观点的思维方式与应用，从中探讨早期医家身体观的特点、思维方式，总结早期医家身体观所属哲学范畴。

先秦两汉医家身体观，代表了中医学身体理论之源，集中体现了中医哲学的生命观和思维方式，是中医学的理论基础，而中医哲学又是中国文化核心价值的重要体现，中医与哲学的交叉研究可以促进中医哲学以及中国文化核心价值和思维方式的研究。先秦两汉简帛医书"身体观"研究涉及到中医哲学、医史文献等内容，最终研究成果可为中国医学史、中医文献学、中医哲学等课程提供新素材，有利于促进中医学教育的发展，同时也有助于探明中医学发生发展的历史，挖掘先秦两汉中医药文化核心价值，从而促进中医学的未来发展，提高中医药文化的软实力。研究成果亦有助于人类从多维度视角了解自我身体的结构与功能、变异与养护，从而形成正确的养生观念，促进心身健康。

本书是以先秦两汉简帛医书及相关医学材料为主要研究材料。简帛医书指有专设书名的简帛文献，包括①湖北荆州周家台秦简医书：《病方》；②湖南长沙马王堆汉墓医书：《足臂十一脉灸经》《阴阳十一脉灸经》（甲本）、《脉法》《阴阳脉死候》《五十二病方》《却谷食气》《阴阳十一脉灸经》（乙本）、《导引图》《养生方》《杂疗方》《胎产书》《十问》《合阴阳》；③湖北江陵张家山汉代医简：《脉书》《引书》；④安徽阜阳双古堆汉简：《万物》；⑤甘肃《武威汉代医简》；⑥四川成都老官山汉墓医书：《天回医简》。简帛医学材料指无专设医书名，但是涉及医学的简帛文献，包括①湖北云梦睡虎地秦墓竹简；②湖南龙山里耶秦简；③甘肃天水放马滩秦简；④湖北随州孔家坡汉墓简牍；⑤甘肃敦煌汉简；⑥内蒙古额济纳旗居延汉简；⑦甘肃省嘉峪关东居延新简；⑧湖南张家界古人堤简牍；⑨吐鲁番及楼兰等罗布泊尔汉简；⑩内蒙古额济纳汉简。此外，还涉及《清华大学藏战国竹简》《上海博物馆藏战国楚竹书》《北京大学藏西汉竹书》中的相关材料。从时间上这些材料跨越战国至东汉，约695年；从地域上这些材料出自湖北、湖南、甘肃、安徽、四川、内蒙古、新疆等中西部地区。较为遗憾的

前言

本书是国家社会科学基金重点项目"基于先秦两汉涉医简帛文献的早期医家身体观研究"（15AZX008）的最终研究成果。该项目已于2021年9月获批结项，并获得"优秀"等级，得到了评审专家的一致好评，如："该成果对于今后学界重新认识、探究先秦秦汉医学史甚有助益，同时对秦汉思想文化史研究亦有较大的丰富与推进作用。"依托本项目研究，共计培养博士生3名、硕士生2名，公开发表学术论文18篇，其中SCI论文1篇，中国科技核心期刊论文15篇，中国科技期刊卓越行动计划入选期刊论文7篇，成果总被引上百次，具有较大的影响力，建立了一支简帛医书研究队伍。2018年课题组与美国芝加哥大学联合举办了"中国古代中医的重新发现"国际学术交流研讨会，特邀国内外涉医简帛文献研究专家和中医药文化研究专家参加，具有较大的学术影响力。最终成果《先秦两汉简帛医书身体观研究》曾入选2021年度北京中医药大学最具影响力学术成果奖。

从中医学基础理论可以看出，中医学之"身体"不单是形体之身，还是自然之身、社会之身，强调身体自身的整体性，身体与自然的整体性，以及身体与社会的整体性，可概括为三个方面：一是机体身体观，包括对身体的结构、功能、生理、病理、治疗、养护、心神、生死的研究；二是自然身体观，主要考察身体与自然的关系；三是社会身体观，考察身体与社会、与政治伦理的关系。然而早期医家身体观的面貌如何，还需要通过

图书在版编目（CIP）数据

先秦两汉简帛医书身体观研究 / 张其成，熊益亮著.
北京：人民卫生出版社，2024. 12. -- ISBN 978-7-117-
37453-8

Ⅰ．R2

中国国家版本馆 CIP 数据核字第 2024UR1304 号

先秦两汉简帛医书身体观研究
Xianqin Lianghan Jianbo Yishu Shentiguan Yanjiu

著　　者　张其成　熊益亮
策划编辑　齐立洁　责任编辑　曾　纯　齐立洁　　书籍设计　YUAN　林海波
出版发行　人民卫生出版社（中继线 010-59780011）
地　　址　北京市朝阳区潘家园南里 19 号
邮　　编　100021
E - mail　pmph @ pmph.com
购书热线　010-59787592　010-59787584　010-65264830
印　　刷　天津善印科技有限公司
经　　销　新华书店
开　　本　787×1092　1/16　印张：17.25　插页：1
字　　数　311 千字
版　　次　2024 年 12 月第 1 版
印　　次　2024 年 12 月第 1 次印刷
标准书号　ISBN 978-7-117-37453-8
定　　价　99.00 元

打击盗版举报电话　010-59787491　　E-mail　WQ @ pmph.com
质量问题联系电话　010-59787234　　E-mail　zhiliang @ pmph.com
数字融合服务电话　4001118166　　　E-mail　zengzhi @ pmph.com

先秦两汉简帛医书

身体观研究

张其成　熊益亮　著

国家社会科学基金
重点项目（No. 15AZX008）

人民卫生出版社
·北京·

是，本书在撰写过程中有一些出土医学文献仍处于整理和释读阶段。虽然未能如愿在本书出版前看到这些材料，但是我相信这些文献的陆续公布出版，将大大丰富和扩展本研究的深度和广度，有利于先秦两汉早期医家身体观的后续研究。

本书是基于国家社会科学基金重点项目"基于先秦两汉涉医简帛文献的早期医家身体观研究"（15AZX008）最终研究成果《先秦两汉简帛医书身体观研究》进行修订和完善，最终书名确定为《先秦两汉简帛医书身体观研究》。本书前三章分别从身体·词汇、身体·语言、身体·图像三个方面系统整理和研究了先秦两汉简帛医书中有关身体的词、句、图的描述，直观体现先秦两汉医家对于"身体"的认识。第四章在前三章的基础上，总结凝练了早期医家身体观是一种气化的身体、数术的身体、中和的身体、比喻的身体和结构的身体。第五、六章则分别从养生和疗愈的视角探讨了简帛医书中有关身体的养护和治疗。

需要指出的是，本书的撰写是以客观文献研究为主，尽量真实依据文献反映当时的医学文化面貌。但是先秦两汉简帛医学文献中还存有不少蒙昧、落后的地方，因此在阅读和研究时，需要大家以科学的视角去理解和分析，要"取其精华，去其糟粕"。本书在编写过程中，引用了林振邦博士毕业论文的部分内容；在审读过程中，得到了王启航博士，马峰彪、邹宇轩、王欣仪、赵玉等硕士以及出版社老师们的帮助。在此一并感谢！同时，还要感谢国家社科基金的经费支持！

著者

2024 年 4 月 20 日

目录

附录

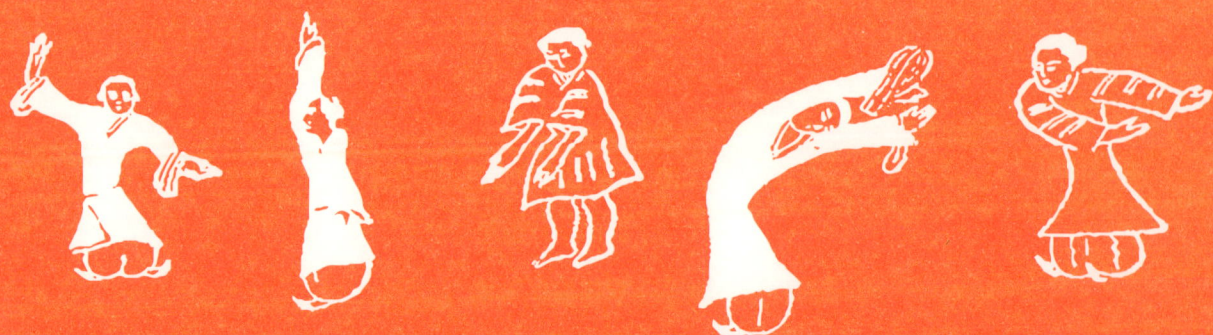

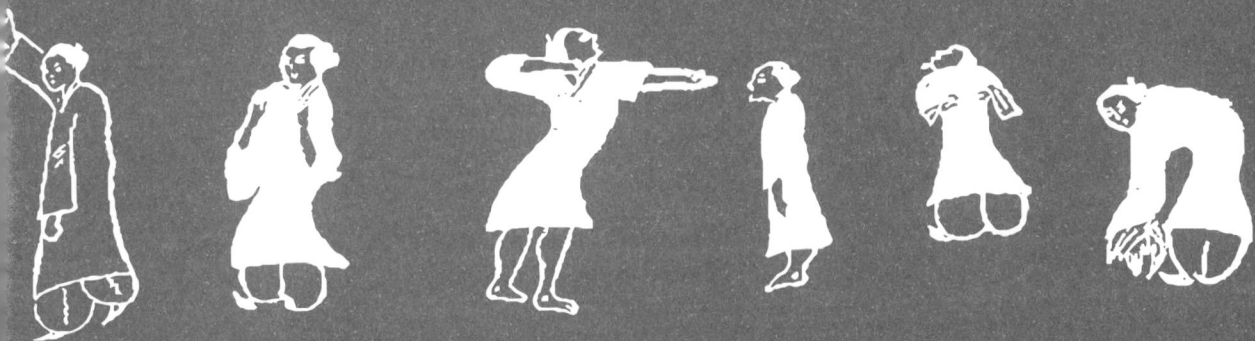

绪论

"身体观"源于西方身体哲学兴起而被提出，这是随着社会的发展，"意识哲学"愈加无力解决越来越多的社会矛盾所致。"相对于'意识'的抽象性、独白性、共时性特点，'身体'恰恰具有具体性、对话性与历时性的特点，这对反思现代性的危机，无疑提供了一个崭新的切入点。包含丰富身体思想的中国哲学，成为中西哲学家反思现代性并克服其危机的一项重要资源。"[1]身体作为人类的核心话题，人们从未停止过对其探索。中国古代儒、释、道、医各家均对"身体"进行了不同角度的阐释，形成了各具特色的身体观。本书即从我国早期医家的身体观研究入手，整理先秦两汉时期简帛医书中有关"身体"的论述，以期探明早期医家身体观的哲学文化内涵。

1. 燕连福. 中国哲学身体观研究的三个向度 [J]. 哲学动态，2007，（11）: 49-55.

一、缘起

1.郑旭旭.民族传统体育发展论集(二十一世纪民族传统体育发展国际学术研讨会论文集）[M].上海：上海古籍出版社，2007：224.

2.杨儒宾.中国古代思想中的气论及身体观[M].台北：巨流图书公司，1993：30.

近代以来，西方思想界将"身体"作为一个问题，获得了深广的思想史意义，"身体的角度"成为现代学术思想研究的重要切入点。东亚文化圈于20世纪80～90年代前后开始关注身体观研究，以儒、道身体观为主，开展身体哲学、身体社会学、身体美学、身体政治学、身体神学等专题研究，涉及哲学、医学、社会学、艺术学、政治学、神学、体育学、教育学、文学、历史学、民族学等研究领域。身体观研究已成为人文社会学科中跨学科、交叉学科研究中的一个热点问题。从整体上来说，身体观的现代价值得到了全面的肯定。

从现代汉语来看，身体观就是指对身体的认识。站在哲学的维度来看，目前学界对于"身体观"并没有明确的定义，日本学者山口顺子认为东西方"身体观"有三个基本的共通点："一是生理意义上、解剖学的'人体''肉体'；二是社会、历史、文化上的'躯体'；三是体验主体质感的'身体'。"[1]这三个层面体现了"身体"作为存在的基础，不仅是"意识"的载体，更是万物关联的基本单位。杨儒宾说："医家（含养生思想）对中国身体观的塑造，绝对是举足轻重的。"[2]目前医家身体观研究主要集中在对《黄帝内经》身体观、中医身体观理论构建等的研究，而对先秦两汉早期医家的身体观研究几乎无人涉及，尤其是对早期医家身体观的哲学文化内涵，早期医家如何从"身体"维度看待宇宙生命、社会政治等问题的研究还十分薄弱。中国早期史料的稀少和缺失，是今人研究先秦两汉学术状态的难题，幸于近几十年来大量出土文献的出现，为研究带来了新的转机。目前中国出土文献研究已取得不少硕果，尤其是在文字学方面取得了不少突破，大量出土文献整理出版，为先秦两汉学术理论研究做好了铺垫性工作。基于以上研究现状，故提出了"基于先秦两汉简帛医书身体观研究"，以期理清医家身体观的来源、内涵及其特征，从而深化"中国身体哲学"的研究深度。

二、综述

1. 王国维. 古史新证 [M]. 长沙：湖南人民
出版社，2010：2.

本书以先秦两汉简帛医书为主要研究材料，通过文献搜集、整理，综合运用中医学、哲学、史学及文献学等研究方法归纳总结这一时期的医家身体观。本研究在确立选题前，已经通过了教育部科技查新工作站对本选题的科技查新，报告显示国内外公开发表的文献中，尚未检出与本选题查新点完全相同的文献。因此，以下将主要从两个方面进行文献综述：一是基于简帛医书的先秦两汉医学研究；二是中医身体观研究。

（一）基于简帛医书的先秦两汉医学研究综述

简帛文献的出土和校释为先秦两汉的历史、文化、政治、经济、医学等领域的研究提供了丰富的素材，王国维说："吾辈生于今日，幸于纸上之材料外，更得地下之新材料。由此种材料，我辈固得据以补正纸上之材料，亦得证明古书之某部分全为实录，即百家不雅驯之言亦不无表示一面之事实。此二重证据法，惟在今日始得为之。"[1] 王国维将出土文献与传世文献互证开创的"二重证据法"成为现代考据学的重要方法并取得了重大研究成果，也让今人透过简帛文献了解到先秦两汉时期的社会文化和学术状况，从而揭橥中国学术之源。简帛医书作为研究先秦两汉医学的重要资料，且几乎为传世文献所未见，其价值之高、意义之重非后世文献之能及。目前学术界基于简帛医书所取得的先秦两汉医学研究成果主要以学术论文为主，大致可分为以下几类。

1. **简帛医书成书时代考证研究**　简帛医书的成书年代是先秦两汉医学研究首要面临的问题，墓葬时间只能作为医书成书时间的下限参考，无法确定医书的实际成书年代。因此，学界常从相关的历史背景、文字、内容等方面进行研究判断。对于这一内容的研究，学界常作为开文之论而置于其主要研究之次，现专门研究成果主要集中于马王堆医书的成书时代考证：肖佐桃《从〈黄帝内经〉探讨〈五十二病方〉的成书时代》（1980年）[1]，钱超尘《马王堆医帛书抄定年代考》（1982年）[2]，杨鹤年《试论〈五十二病方〉为秦医方书抄本——兼及〈武威汉代医简〉》（1982年）[3]，孙启明《从〈诗经〉古文字推测帛书〈五十二病方〉的成书年代》（1986年）[4]，尚志钧《从药产地看〈五十二病方〉的产生时代》（1986年）[5]，龙月云《马王堆医书训释考——从"殹"字考成书年代》（1990年）[6]，李书田《〈五十二病方〉成书年代考》（1990年）[7]，赵璞珊《马王堆三号汉墓出土竹简〈十问〉著作时代初议》（1991年）[8]，张正霞、辛波《帛书〈五十二病方〉成书年代考证》（2007年）[9]，陈红梅《马王堆医书抄录年代研究概况》（2009年）[10]、《帛书〈五十二病方〉成书年代新探》（2011年）[11]、《〈五十二病方〉成书年代讨论的焦点及启示》（2014年）[12]，张显成、程文文《从副词发展史角度考马王堆医书成书时代》（2016年）[13]。

2. **基于简帛医书的语言文字学研究**　中国语言文字的发展拥有几千年的历史，汉字历经甲骨文、金文、籀文、小篆、隶书、草书、楷书、行书而逐渐定型，这种演变为今人研究先秦两汉简帛医书的词汇、语法、文字出了难题。简帛医书虽然已经过专家的校释整理，但是仍有很多研究点或者难点可供学者研究。因此，针对简帛医书的语言文字研究是学界较为关注的问题，2014年，方成慧、周祖亮《简帛医书语言文字研究现状与展望》[14]对2014年以前的简帛医书语言文字研究现状进行了综述，主要综述了简帛医书的文字研究、词汇研究和语法研究，此外还涉及学界对简帛医书的语音、修辞现象的研究成果。

以下主要总结2014年以来学界在简帛医书的语言文字学方面的研究成果：胡琳、张松《论简帛医书词汇系统的构成》（2014年）提出：简帛

1. 马王堆医书研究组.马王堆医书研究专刊（第一辑）[M].长沙：湖南中医学院，1980.

2. 钱超尘.马王堆医帛书抄定年代考[J].陕西中医，1982，（5）：37-38.

3.《社会科学战线》编辑部.古籍论丛[M].福州：福建人民出版社，1982：30-39.

4. 孙启明.从《诗经》古文字推测帛书《五十二病方》的成书年代[J].中华医史杂志，1982，（6）：243.

5. 尚志钧.从药物产地看《五十二病方》的产生时代[J].湖南中医学院学报，1986，（4）：44-45.

6. 龙月云.马王堆医书训释考——从"殹"字考成书年代[C].中华全国首届马王堆医书学术讨论会论文专集，1990.

7. 李书田.《五十二病方》成书年代考[J].中医函授通讯，1990，（6）：36-37.

8. 赵璞珊.马王堆三号汉墓出土竹简《十问》著作时代初议[J].上海中医药杂志，1991（11）：37-39.

9. 张正霞，辛波.帛书《五十二病方》成书年代考证[J].文物春秋，2007，（6）：68-70.

10. 陈红梅.马王堆医书抄录年代研究概况[J].中医文献杂志，2009，27（6）：50-52.

11. 陈红梅.帛书《五十二病方》成书年代新探[J].图书馆工作与研究，2011，（10）：95-97.

12. 陈红梅.《五十二病方》成书年代讨论的焦点及启示[J].成都中医药大学学报，2014，37（4）：110-112.

13. 张显成，程文文.从副词发展史角度考马王堆医书成书时代[J].文献，2016，（2）：9-18.

14. 方成慧，周祖亮.简帛医书语言文字研究现状与展望[J].江苏社会科学，2014，（5）：265-270.

1. 胡琳，张松. 论简帛医书词汇系统的构成 [J]. 戏剧之家，2014，（14）：182.

2. 中国古文字研究会，中山大学古文字研究所. 古文字研究·第30辑 [M]. 北京：中华书局，2014：440–446.

3. 周波.《马王堆汉墓帛书〔肆〕》整理札记（二）[J]. 出土文献与古文字研究，2015（00）：583–593.

4. 范常喜.《五十二病方》"身有痈者"祝由语补疏 [J]. 湖南省博物馆刊，2015（00）：10–14.

5. 张雷，刘志梅. 老官山汉墓医简选释 [J]. 中医药临床杂志，2015，27（3）：354–356.

6. 周祖亮. 马王堆医书药物词语考辨二则 [J]. 中医文献杂志，2015，33（5）：7–9.

7. 刘春语，张显成. 释张家山汉简《脉书》的 "戒" "弱" "闭" "马蛕" [J]. 古籍整理研究学刊，2015，（2）：22–27，51.

8. 刘建民. 马王堆医书 "■" 及一处残字的考释 [J]. 语言研究集刊，2016，（1）：322–326，343.

9. 李烨，田佳鹭，张显成. 简帛医籍字词释义要则 [J]. 求索，2016，（2）：178–182.

10. 李丽.《马王堆汉墓帛书（四）》医学词汇研究 [D]. 北京：北京中医药大学，2016.

11. 程文文. 简帛医书虚词研究 [D]. 重庆：西南大学，2016.

医书的词汇系统是一个由专门词汇与普通词汇，单音词与复音词共同构成的复杂词汇系统。我们在对这些词汇进行划分、归类时，应充分考虑医书文献的特殊性及文献所处的时代。[1] 周波《〈马王堆汉墓帛书〔肆〕〉整理札记（一）（二）》（2014、2015年）对整理《养生方》《却谷食气》两篇释文注释及图版拼缀方面的一些问题进行论述 [2,3]。范常喜《〈五十二病方〉"身有痈者"祝由语补疏》（2015年）对《五十二病方》第369～371行"病痈者祝由"文"作了重新断读，同时结合相关文献对整段帛文文意作了疏通"[4]。张雷、刘志梅《老官山汉墓医简选释》（2015年）[5] 对已公布的部分竹简《五色脉诊》《敝昔医论》《脉死候》《六十病方》《经脉书》进行了选释和相关文字考证。周祖亮《马王堆医书药物词语考辨二则》（2015年）利用马王堆简帛文献的最新整理成果《长沙马王堆汉墓简帛集成》"对其中'齐石''膏'两个药物词语的释读进行考辨，提出新见解"[6]。刘春语、张显成《释张家山汉简〈脉书〉的"戒""弱""闭""马蛕"》（2015年）指出：通过对《脉书》全文意义的考察，并联系与之相关的上下文义和记录的疾病部位、症状等，对这四个字词及其所在句义进行再考辨，得出结论："戒"通"革"，义为人体表面组织的内层；"弱"义为曲；"闭"义为壅塞不通；"马蛕"之"蛕"通"痏"，义为疮疡，"马蚘"义为大疮疡，即同时产生于鼻、耳、目之疮疡 [7]。刘建民《马王堆医书"■"及一处残字的考释》（2016年）"认为《养生方》'■'应读为'疾行'，还依据多种文献考释了《养生方》中的一处残字"[8]。李烨、田佳鹭、张显成《简帛医籍字词释义要则》（2016年）通过例证论述指出"对于简帛医籍字词的释义，特别是一些医学术语的解释，一方面要以语言文字规律和理论为基础来加以释义，另一方面要结合简帛医书术语的系统性来加以研究"[9]。李丽的硕士论文《〈马王堆汉墓帛书（四）〉医学词汇研究》（2016年）"对《马王堆汉墓帛书〔四〕》中出现的医学词汇进行整理研究；在分析前辈学者观点的基础上，充分利用其它出土文献及传世文献，对其中的部分医学词汇进行训诂考证、辨析，以期为相关中医训诂提供新材料，补正现代中医学辞典和大型汉语辞典释义"[10]。程文文的博士论文《简帛医书虚词研究》（2016年）"以简帛医药文献为研究对象，系统地梳理、分析简帛医药文献的虚词特点"[11]。

胡娟的博士论文《汉简帛医书五种字词集释》（2016年）"运用'综合归纳'和'比较互证'的研究方法，将前人对汉简帛医书方药类文献五种的研究成果进行全面梳理，并精选以下四类字词进行集释：①前人注本中有争议的；②前人虽无争议而本文认为结论有误的；③前人释义大致正确，但本文认为可以补充完善的；④部分前人注明'待考'的"[1]。刘春语的博士论文《汉简帛医书十三种字词集释》（2016）"试图穷尽性搜集学界对马王堆汉墓医书除《养生方》《五十二病方》《杂疗方》《杂禁方》外的11种和张家山汉墓医书2种的字词考释成果，并在此基础上，综合运用文字学、语言学、文献学、医药学、考古学、民俗学、历史学等相关学科的理论方法，对学者时贤已有的字词考释研究成果进行分析考辨，重点集释学界众所纷纭，无有定论的字词以及目前尚未被学界解决的疑难字词"[2]。杨明明、宁静的《简帛医书"却"字考释与相关医籍校读》（2021）"通过对'郄''却'形音义及其文献用例详细考察可知，'郄中'之'郄'当为'却'之讹写，而膝后弯曲处正为'却'之本义，故'却'引申有却曲义，引申有退却义，后作为连词亦有转折义。'脚'为'却'之后起字，在早期医籍中仍保留，有指膝后弯曲处或膝关节处的用例"[3]。

3．基于简帛医书的养生学研究 养生是中医学的一大特色，简帛医书中不乏养生专著和养生思想，由此可见，古人很早就开始关注"养生"的话题，因而形成了独具中国文化特色的中医养生学。关于简帛医书的养生学研究主要包括导引、房中以及养生思想，中医研究院医史文献研究室《马王堆三号汉墓帛画导引图的初步研究》（1975年）[4]，李德骧、魏大鸿《从马王堆三号汉墓帛画导引图看我国古代体操》（1980）[5]，谈清霖《马王堆三号汉墓帛画导引图的探讨》（1984）[6]，樊贤进《马王堆〈导引图〉部分功法浅析》（2002）[7]，周世荣《马王堆养生气功》（1990）[8]、《马王堆导引术》（2005）[9]，主要从内容上对马王堆导引术进行论述。近年来则出现较多从现代科学角度对马王堆导引术的研究，如刘先萍、王震、王自友《健身气功·马王堆导引术锻炼对中老年女性心境改善的实验研究》（2010）[10]，成玮，王震，赵田田等《健身气功——马王堆导引术辅助治疗2型糖尿病疗效观察》（2013）[11]等。房中术的研究方面则有李零《马王堆房中术研

1. 胡娟.汉简帛医书五种字词集释[D].重庆：西南大学，2016.

2. 刘春语.汉简帛医书十三种字词集释[D].重庆：西南大学，2016.

3. 杨明明，宁静.简帛医书"却"字考释与相关医籍校读[J].中医学报，2021，36（3）：665-670.

4. 中医研究院医史文献研究室.马王堆三号汉墓帛画导引图的初步研究[J].文物，1975，（6）：6-13，63，96.

5. 李德骧，魏大鸿.从马王堆三号汉墓帛画导引图看我国古代体操[J].华中师院学报（自然科学版），1980，（1）：129-137.

6. 谈清霖.马王堆三号汉墓帛画导引图的探讨[J].安徽中医学院学报，1984，（3）：9-14.

7. 樊贤进.马王堆《导引图》部分功法浅析[J].安徽中医临床杂志，2002，（5）：345-346.

8. 周世荣.马王堆养生气功[M].武汉：湖北科学技术出版社，1990.

9. 周世荣.马王堆导引术[M].长沙：岳麓书社，2005.

10. 刘先萍，王震，王自友.健身气功·马王堆导引术锻炼对中老年女性心境改善的实验研究[J].中国体育科技，2010，46（5）：118-121.

11. 成玮，王震，赵田田，等.健身气功——马王堆导引术辅助治疗2型糖尿病疗效观察[J].现代中西医结合杂志，2013，22（9）：913-915，924.

1.中华书局编辑部.文史·第35辑[M].北京：中华书局，1992：21-48.

2.长青（张显成）.房事养生典籍：马王堆汉墓帛书[M].西安：西北大学出版社，1993.

3.朱越利.马王堆帛简书房中术产生的背景[J].中华医史杂志，1998，1（1）：1-6.

4.周浩礼，吴植恩.马王堆房中书的性养生理论及其文化内涵[J].医学与社会，2001，（6）：9-11.

5.周贻谋著.马王堆简帛与古代房事养生[M].长沙：岳麓书社，2006.

6.赵肖帆，牛家瑜，肖相如.马王堆房中书对早泄的认识[J].河南中医，2016，36（5）：754-756.

7.魏一苇，何清湖，刘禹希.马王堆养生理论研究的现状与展望[J].湖南中医药大学学报，2014，34（9）：62-65.

8.陈洪，何清湖，陈小平.论马王堆养生文化的产生背景[J].中华中医药杂志，2014，29（10）：3077-3079.

9.陈洪，何清湖，陈小平.论马王堆养生文化的历史地位[J].中华中医药杂志，2014，29（11）：3368-3370.

10.陈洪，何清湖，陈小平.论马王堆养生文化的价值取向[J].中华中医药杂志，2014，29（12）：3689-3691.

11.李晓沙，王培雷."马王堆"养生文化创意产品的研发整合[J].中国博物馆文化产业研究，2015（00）：325-332.

12.李鼎.从马王堆汉墓医书看早期的经络学说[J].浙江中医学院学报，1978，（2）：47-51.

13.何宗禹.马王堆医书中有关经络问题的研究[J].中国针灸，1982，（5）：33-37.

14.李海峰.从马王堆医帛书到《灵枢·经脉》看经络学说的起源和发展[J].中医文献杂志，2002，（4）：31-32.

15.王家骜，苏侗志.马王堆医书针灸学术成就初探[J].湖南中医杂志，2003，（6）：1-5.

16.沈国权，龚利，房敏，等.经筋—经络的初始形式——从马王堆帛书探讨经络学说的形成[J].上海针灸杂志，2014，33（1）：72-74.

17.梁繁荣，曾芳，周兴兰，等.成都老官山出土经穴髹漆人像初探[J].中国针灸，2015，35（1）：91-93.

18.邱科，周兴兰，孙睿睿，等.从西汉出土经穴髹漆人像看手厥阴经脉的循行演变[J].中国中医基础医学杂志，2016，22（10）：1372-1373，1390.

究》（1992年）[1]，长青（张显成）《房事养生典籍：马王堆汉墓帛书》（1993年）[2]，朱越利《马王堆帛简书房中术产生的背景》（1998年）[3]，周浩礼、吴植恩《马王堆房中书的性养生理论及其文化内涵》（2001年）[4]，周贻谋《马王堆简帛与古代房事养生》（2006年）[5]，赵肖帆、牛家瑜、肖相如《马王堆房中书对早泄的认识》（2016年）[6]。魏一苇、何清湖、刘禹希《马王堆养生理论研究的现状与展望》（2014年）[7]对2014年以前的马王堆养生思想研究进行了梳理和总结。陈洪、何清湖、陈小平《论马王堆养生文化的产生背景》（2014年）[8]《论马王堆养生文化的历史地位》（2014年）[9]《论马王堆养生文化的价值取向》（2014年）[10]对马王堆养生文化的三个方面进行了系统论述，李晓沙、王培雷《"马王堆"养生文化创意产品的研发整合》（2015）[11]对马王堆养生文化的当代价值进行了开发研究。

4.基于简帛医书的经脉学研究　简帛医书关于"经脉学说"的论述较为丰富，不仅有专门的经脉学著作，而且从出土的文物中也能看到经脉学在先秦两汉的发展情况。学界在经络学说方面取得的成果主要有：李鼎《从马王堆汉墓医书看早期的经络学说》（1978年）[12]，何宗禹《马王堆医书中有关经络问题的研究》（1982年）[13]，李海峰《从马王堆医帛书到〈灵枢·经脉〉看经络学说的起源和发展》（2002年）[14]，王家骜、苏侗志《马王堆医书针灸学术成就初探》（2003年）[15]，沈国权、龚利、房敏等《经筋—经络的初始形式——从马王堆帛书探讨经络学说的形成》（2014年）[16]，梁繁荣、曾芳、周兴兰等《成都老官山出土经穴髹漆人像初探》（2015年）[17]，邱科、周兴兰、孙睿睿等《从西汉出土经穴髹漆人像看手厥阴经脉的循行演变》（2016年）[18]，

李戎、赵争《从成都老官山汉墓医简看早期经脉理论》（2016
年）[1]。在脉学方面取得的成果主要有：赵争《马王堆汉墓古脉书
研究综述》（2014 年）[2] 对 2014 年以前学界关于马王堆的脉学研究
成果进行总结，李戎、赵争《张家山汉简古医书研究综述》（2015
年）[3] 则对张家山汉简《脉书》《引书》进行了综述，李海峰、张如青
《老官山汉简〈经脉书〉初探》（2016 年）[4] 通过与其他简帛医书的综
合比对研究，认为《经脉书》可能只是基本的、初级的医学著作。

5. 基于简帛医书的方剂、药物学研究 处方用药是中医学的
最主要治疗手段，通过用药实现愈疾强身的目的，简帛医书中有专
门的医方专著，如马王堆《五十二病方》《养生方》，老官山《六十
病方》等，刘志梅、张雷《出土秦汉医方文献研究综述》（2015 年）
"以关沮周家台秦简、里耶秦简、北京大学藏秦简、马王堆《五十二
病方》、北京大学藏汉代医简、武威汉代医简、张家界古人堤简
牍、敦煌汉简、居延汉简、额济纳汉简中的医方文献为独立单位，
将与之相关的研究成果进行了综述"[5]。2015 年之后的简帛医方
研究，除方勇、胡润怡《读秦医方简札记二则》（2015 年）[6]，张
雷《〈五十二病方〉"谷汁"考》（2015 年）[7]、《赤穀方考》（2016
年）[8]，张朝阳《中国已发现最早古医方：里耶秦简之医方简略考》
（2016 年）[9] 等的研究外，还重点关注老官山《六十病方》的研究，
和中浚、赵怀舟、任玉兰等《老官山汉墓医简〈六十病方〉体例初
考》（2015 年）[10]、《老官山汉墓医简〈六十病方〉排序研究》（2015
年）[11]、《老官山汉墓医简〈六十病方〉排序研究（续完）》（2015
年）[12]，和中浚、李继明、赵怀舟等《老官山汉墓〈六十病方〉与
马王堆〈五十二病方〉比较研究》（2015 年）[13]，赵怀舟、和中浚、
李继明等《〈六十病方〉地名略考》（2015 年）[14]，赵怀舟、和中浚、
李继明等《成都老官山汉墓〈六十病方〉和〈武威汉代医简〉的
比较研究》（2015 年）[15]，刘兴隆、赵怀舟、周兴兰等《成都老官
山汉墓出土医简〈六十病方〉方剂剂型考辨》（2016 年）[16]。2022
年，熊益亮、陈丽、丁西贝等《先秦两汉简帛医方研究现状及

1. 李戎，赵争 . 从成都老官山汉墓医简看早期经脉理
论 [J]. 中国针灸，2016，36（12）：1314-1318.

2. 赵争 . 马王堆汉墓古脉书研究综述 [J]. 中医文献杂
志，2014，32（4）：60-64.

3. 李戎，赵争 . 张家山汉简古医书研究综述 [J]. 中医
文献杂志，2015，33（4）：65-68.

4. 李海峰，张如青 . 老官山汉简《经脉书》初探 [J].
中医文献杂志，2016，34（6）：3-7.

5. 刘志梅，张雷 . 出土秦汉医方文献研究综述 [J]. 辽
宁医学院学报（社会科学版），2015，13（2）：55-
59.

6. 方勇，胡润怡 . 读秦医方简札记二则 [J]. 长春师范
大学学报，2015，34（7）：69-71.

7. 张雷 .《五十二病方》"谷汁"考 [J]. 中国中医基础
医学杂志，2015，21（12）：1487-1489.

8. 张雷 . 赤穀方考 [J]. 甘肃中医药大学学报，2016，
33（3）：114-116.

9. 张朝阳 . 中国已发现最早古医方：里耶秦简之医方
简略考 [J]. 唐都学刊，2016，32（5）：69-74.

10. 和中浚，赵怀舟，任玉兰，等 . 老官山汉墓医简《六十
病方》体例初考 [J]. 中医文献杂志，2015，33（3）：1-5.

11. 和中浚，赵怀舟，任玉兰，等 . 老官山汉墓医简《六十
病方》排序研究 [J]. 中医文献杂志，2015，33（4）：1-4.

12. 和中浚，赵怀舟，任玉兰，等 . 老官山汉墓医简
《六十病方》排序研究（续完）[J]. 中医文献杂志，
2015，33（5）：1-6.

13. 和中浚，李继明，赵怀舟，等 . 老官山汉墓《六十
病方》与马王堆《五十二病方》比较研究 [J]. 中医药
文化，2015，10（4）：22-34.

14. 赵怀舟，和中浚，李继明，等 .《六十病方》地名
略考 [J]. 中医药文化，2015，10（4）：35-40.

15. 赵怀舟，和中浚，李继明，等 . 成都老官山汉墓
《六十病方》和《武威汉代医简》的比较研究 [J]. 中
医药文化，2015，10（5）：4-9.

16. 刘兴隆，赵怀舟，周兴兰，等 . 成都老官山汉墓
出土医简《六十病方》方剂剂型考辨 [J]. 中医药文化，
2016，11（1）：4-14.

1. 熊益亮, 陈丽, 丁西贝, 等. 先秦两汉简帛医方研究现状及展望[J]. 中华中医药杂志, 2022, 37（3）: 1274-1278.

2. 马继兴. 马王堆古医书中有关药物制剂的文献考察[J]. 中国药学杂志, 1979, （9）: 423-425.

3. 马继兴. 马王堆汉墓医书中药物剂量的考察[J]. 中药通报, 1981, （3）: 41-43.

4. 马继兴. 马王堆古医书中有关采药、制药和藏药的记述[J]. 中医杂志, 1981, （7）: 61-63.

5. 马继兴. 马王堆汉墓医书的药物学成就[J]. 中医杂志, 1986, （5）: 57-60.

6. 万芳, 钟赣生. 《万物》与《五十二病方》有关药物内容的比较[J]. 中华中医药杂志, 1990, （2）: 55-58.

7. 陈力, 周一谋, 龙月云. 对阜阳汉简《万物》所载药物与疾病的整理[J]. 湖南中医学院学报, 1991, （2）: 53-55.

8. 张显成. 简帛药名研究[M]. 重庆: 西南师范大学出版社, 1997.

9. 陈力, 黄新建. 从《万物》和《五十二病方》看春秋战国时期药物学发展状况[J]. 湖南中医药大学学报, 1997, （2）: 3-5.

10. 周祖亮, 张显成. 简帛医籍药物学研究概述[J]. 中药材, 2012, 35（4）: 657-661.

11. 周祖亮. 简帛医籍动植物类疑难药名例考[J]. 农业考古, 2013, （4）: 249-251.

12. 耿鉴庭. 汉简里的医药疾病资料[J]. 江西中医药, 1957, （4）: 59-62.

13. 李今庸. 谈帛画《导引图》中的"胲积"[J]. 文物, 1978, （2）: 88.

14. 高大伦. 江陵张家山汉简《脉书》病名考释[J]. 四川大学学报（哲学社会科学版）, 1992, （4）: 91-101.

15. 孔祥序. 对帛书《五十二病方》外治法初探[J]. 成都中医学院学报, 1981, （2）: 57-61, 68.

16. 旷惠桃. 《五十二病方》"疸病"探讨[J]. 湖南中医学院学报, 1984, （3）: 96-98.

展望》[1]对学界以往简帛医方研究现状进行述评，将"学界对于简帛医方的研究归纳为 6 个方面，即简帛医方成书年代研究，简帛医方语言文字考证研究，简帛医方中药物整理研究，简帛医方临床分类及疗效研究，简帛医方单方考证与传承比较研究，简帛医方现代应用研究。其中简帛医方的基础性研究开展得较为深入，但是关联性与现代应用研究较为薄弱。据此提出 3 点展望，即要开展多学科交叉合作，促进研究的深度和广度；重视简帛医方当代价值，建设简帛医方数据库；理清早期医方传承脉络，促进简帛医学体系构建"。

药物是方剂的组成，而且在墓中还出土了不少药物实体，表明先秦两汉时期医家对于药物已经具有较为深刻的认识，这一方面的研究主要有马继兴《马王堆古医书中有关药物制剂的文献考察》（1979 年）[2]《马王堆汉墓医书中药物剂量的考察》（1981 年）[3]《马王堆古医书中有关采药、制药和藏药的记述》（1981 年）[4]《马王堆汉墓医书的药物学成就》（1986 年）[5]，万芳、钟赣生《〈万物〉与〈五十二病方〉有关药物内容的比较》（1990 年）[6]，陈力、周一谋、龙月云《对阜阳汉简〈万物〉所载药物与疾病的整理》（1991 年）[7]，张显成《简帛药名研究》（1997 年）[8]，陈力、黄新建《从〈万物〉和〈五十二病方〉看春秋战国时期药物学发展状况》（1997 年）[9]，周祖亮、张显成《简帛医籍药物学研究概述》（2012 年）[10]，周祖亮《简帛医籍动植物类疑难药名例考》（2013 年）[11]。

6. 基于简帛医书的疾病学及临床各科研究 由于时代的变迁，语言文字的变化，简帛医书中有关疾病的论述需要通过严谨的考证才能为今所用。学界关于简帛医书中疾病的研究主要包括疾病的名称、预防、治疗、治法等的研究，如耿鉴庭《汉简里的医药疾病资料》（1957 年）[12]，李今庸《谈帛画〈导引图〉中的"胲积"》（1978 年）[13]，高大伦《江陵张家山汉简〈脉书〉病名考释》（1978 年）[14]，孔祥序《对帛书〈五十二病方〉外治法初探》（1981 年）[15]，旷惠桃《〈五十二病方〉"疸病"探讨》（1984 年）[16]，刘士敬、张晓阳、钱超尘《"胕膜"考订》（1991 年）[1]，周大成《〈五十二病方〉中所见麻风病的口腔表征》（1991 年）[2]，张慎斌《马王堆古方香袋防病观察》（1992 年）[3]，焦一鸣、王放、徐爱华《试述〈五十二病方〉汗法的运用》（1994 年）[4]，张延昌《浅谈〈武威汉代医简〉中的活血化淤》（1994 年）[5]，张延昌、李林、王琴《浅谈〈武威汉代医简〉对痛证的论述》（1994 年）[6]，高大伦《居延汉简中所见疾病和疾病文书考述》（1998 年）[7]，杨金生、李经纬《〈五十二病方〉医疗器物与技术之研究》（2005 年）[8]，裘锡圭《居延汉简中所见疾病名称和医药情况》（2008 年）[9]，刘庆宇的博士学位论文《简帛疾病名研究》（2008 年）[10]，毛照海、李国福、张慧等《武威汉代医简辨证论治理论思想探析》（2009 年）[11]，罗宝珍《简帛病名研究》（2010 年）[12]，邓丙戌《〈五十二病方〉记载的鲜药外治皮肤病经验》（2010 年）[13]，田雪梅、王智明《武威汉代医简辨证治疗思想探析》（2011 年）[14]，周圣塈的硕士论文《战国楚简所见疾病的预防与治疗研究》（2012 年）[15]，岳岭《居延汉简所见疾病新探》（2013 年）[16]，廖云的硕士论文《秦汉简帛中所见疾病的预防与治疗研究》（2013 年）[17]，于越的硕士论文《秦楚简病名研究》（2015 年）[18]，张本瑞、张如青《出土涉医简帛中的熏法应用举例》（2016 年）[19]。

学界关于简帛医书中临床各科的研究主要包括外科、骨伤科、五官科、男科、针推科、内科、咒禁科、肛肠科、风湿科、急诊科以及军医科学等，如秦发中《试述〈五十二病方〉对外科学的贡献》（1987 年）[20]，刘艺、王和鸣《从〈五十二病方〉

1. 刘士敬，张晓阳，钱超尘. "胕膜" 考订 [J]. 医古文知识，1991，（2）：21.

2. 周大成.《五十二病方》中所见麻风病的口腔表征 [J]. 口腔医学纵横，1991，（1）：58.

3. 张慎斌. 马王堆古方香袋防病观察 [J]. 贵阳中医学院学报，1992，（3）：32.

4. 焦一鸣，王放，徐爱华. 试述《五十二病方》汗法的运用 [J]. 杏苑中医文献杂志，1994，（1）：16，10.

5. 张延昌. 浅谈《武威汉代医简》中的活血化淤 [J]. 甘肃中医，1994，（3）：2-4.

6. 张延昌，李林，王琴. 浅谈《武威汉代医简》对痛证的论述 [J]. 甘肃中医学院学报，1994，（4）：49-50.

7. 高大伦. 居延汉简中所见疾病和疾病文书考述 [J]. 简牍学研究，1998，（0）：117-125.

8. 杨金生，李经纬.《五十二病方》医疗器物与技术之研究 [J]. 中华医史杂志，2005，（1）：46-57.

9. 裘锡圭. 居延汉简中所见疾病名称和医药情况 [J]. 中医药文化，2008，3（6）：16-19.

10. 刘庆宇. 简帛疾病名研究 [D]. 上海：上海中医药大学，2008.

11. 毛照海，李国福，张慧，等. 武威汉代医简辨证论治理论思想探析 [J]. 中国中医基础医学杂志，2009，15（8）：572-573

12. 罗宝珍. 简帛病名研究 [J]. 福建中医学院学报，2010，20（3）：68-71.

13. 邓丙戌.《五十二病方》记载的鲜药外治皮肤病经验 [J]. 中国中西医结合皮肤性病学杂志，2010，9（5）：331-332.

14. 田雪梅，王智明. 武威汉代医简辨证治疗思想探析 [J]. 中医研究，2011，24（8）：69-71.

15. 周圣塈. 战国楚简所见疾病的预防与治疗研究 [D]. 重庆：西南大学，2012.

16. 岳岭. 居延汉简所见疾病新探 [J]. 许昌学院学报，2013，32（4）：75-78.

17. 廖云. 秦汉简帛中所见疾病的预防与治疗研究 [D]. 重庆：西南大学，2013.

18. 于越. 秦楚简病名研究 [D]. 北京：北京中医药大学，2015.

19. 张本瑞，张如青. 出土涉医简帛中的熏法应用举例 [J]. 中国中医急症，2016，25（11）：2032-2035.

20. 秦发中. 试述《五十二病方》对外科学的贡献 [J]. 河北中医，1987，（4）：12.

1. 刘艺，王和鸣．从《五十二病方》看先秦时期的骨伤科成就 [J]. 福建中医药，1987，（5）：56-58.

2. 彭清华．浅探马王堆汉墓医书中的五官科学术成就 [J]. 国医论坛，1990，（1）：38-39.

3. 李盛华，潘文．《五十二病方》对伤科外治法的贡献 [J]. 中国中医骨伤科杂志，1990，6（5）：55-56.

4. 朱久育，朱久珍．略论武威汉代医简中耳鼻喉科成就 [J]. 甘肃中医学院学报，1991，（2）：35-36.

5. 陶惠宁．马王堆医书的骨伤科成就 [J]. 中国中医骨伤科杂志，1991，7（1）：49-52.

6. 张定华．《武威汉简》中的中医男科学成就 [J]. 甘肃中医，1992，（2）：33.

7. 薛媛．《武威汉代医简》中的针灸学特点 [J]. 甘肃中医，1996，（3）：8，38.

8. 李振宏．汉代居延屯戍吏卒的医疗卫生状况 [J]. 中原文物，1999，（4）：63-70，78.

9. 孙其斌，唐致霞．《武威汉代医简》中的推拿手法 [J]. 兰州医学院学报，2002，（2）：48-49.

10. 张延昌，田雪梅，张宏武，等．《武威汉代医简》的内科学成就（一）[J]. 甘肃中医，2005，（5）：13-15.

11. 张延昌，田雪梅，张宏武，等．《武威汉代医简》的内科学成就（二）[J]. 甘肃中医，2005，（6）：7-9.

12. 张延昌，田雪梅，张宏武，等．《武威汉代医简》的内科学成就（三）[J]. 甘肃中医，2005，（7）：7-8.

13. 张延昌，田雪梅，杨扶德，等．武威汉代医简中的针灸、推拿学成就 [J]. 甘肃中医，2005，（12）：10-12.

14. 李丛．《五十二病方》禁咒内容研究 [J]. 江西中医学院学报，2008，（2）：30-33.

15. 陈少明．《五十二病方》中的肛肠疾病释疑与学术探讨 [J]. 上海中医药杂志，2009，43（6）：57-59.

16. 田雪梅，王智明．《武威汉代医简》之瘀方治疗类风湿关节炎 42 例 [J]. 中医研究，2009，22（9）：23-24.

17. 王福林．《武威汉代医简》方药治疗寒湿型痹证验案举隅 [J]. 甘肃中医，2010，23（7）：11-12.

18. 王福林，席恒．《武威汉代医简》方药治疗坐骨神经痛验案 [J]. 北京中医药大学学报（中医临床版），2011，18（4）：29.

19. 张本瑞，丁媛，张如青．《五十二病方》中的急症救治方法举例 [J]. 中国中医急症，2013，22（9）：1515-1517.

20. 庞境怡，张如青．从出土简帛看战国秦汉时期中医外科学 [J]. 中华中医药学刊，2015，33（11）：2604-2607.

看先秦时期的骨伤科成就》（1987 年）[1]，彭清华《浅探马王堆汉墓医书中的五官科学术成就》（1990 年）[2]，李盛华、潘文《〈五十二病方〉对伤科外治法的贡献》（1990 年）[3]，朱久育、朱久珍《略论武威汉代医简中耳鼻喉科成就》（1991 年）[4]，陶惠宁《马王堆医书的骨伤科成就》（1991 年）[5]，张定华《〈武威汉简中〉的中医男科学成就》（1992 年）[6]，薛媛《〈武威汉代医简〉中的针灸学特点》（1996 年）[7]，李振宏《汉代居延屯戍吏卒的医疗卫生状况》（1999 年）[8]，孙其斌、唐致霞《〈武威汉代医简〉中的推拿手法》（2002 年）[9]，张延昌、田雪梅、张宏武等《〈武威汉代医简〉的内科学成就》（2005 年）[10、11、12]，张延昌、田雪梅、杨扶德等《武威汉代医简中的针灸、推拿学成就》（2005 年）[13]，李丛《〈五十二病方〉禁咒内容研究》（2008 年）[14]，陈少明《〈五十二病方〉中的肛肠疾病释疑与学术探讨》（2009 年）[15]，田雪梅、王智明《〈武威汉代医简〉之瘀方治疗类风湿关节炎 42 例》（2009 年）[16]，王福林《〈武威汉代医简〉方药治疗寒湿型痹证验案举隅》（2010 年）[17]，王福林、席恒《〈武威汉代医简〉方药治疗坐骨神经痛验案》（2011 年）[18]，张本瑞、丁媛、张如青《〈五十二病方〉中的急症救治方法举例》（2013 年）[19]，庞境怡、张如青《从出土简帛看战国秦汉时期中医外科学》（2015 年）[20]。

7. 讨论 除上述的六方面专题研究外，其间亦或有交叉研究，学术界尚有一些综合性的研究成果，如马继兴《出土亡佚古医籍研究》（2005

年）[1] 对全国各地出土的秦汉以前医药文化资源进行了系统梳理，介绍了这些文献资源的出土情况，研究论述其内容、散佚情况、文献价值，为学界提供研究参考和方向。张寿仁《医简论集》（2000 年）[2] 涉及简帛医书的释读、方药、经脉、疾病等的研究。周祖亮、方懿林《居延新简所记医药信息述略》（2011 年）"在这些医药资料中，疾病信息较丰富，主要包括疾病名称与症状、就医诊断、疾病愈后、病亡情况、法医鉴定等内容；医方信息较少，仅为少量药物的药方剂型、药名与分量、煎熬饮服方法等"[3]。张炜《放马滩日书涉医简研究》（2016 年）"拟对放马滩日书中涉及中医信息的百余枚竹简从阴阳学说、五行学说、生育与人体描写、疾病与转归、巫祝巫医 5 个方面展开较为全面系统的研究"[4]。

通过以上综述可知，学界对先秦两汉的医学研究已经做了大量的研究工作，但是对于先秦两汉医学的思想观念的研究较为欠缺，仅有少量文献涉及，如陈农《〈马王堆帛医书〉的胎产生育观》[5] 对当时的胎产生育观进行了简要的论述，刘蔚《简论马王堆医书〈十问〉"审夫阴阳"生命观及现世价值》[6] 对《十问》"审夫阴阳"的生命观进行了简述，另外本团队完成了 3 篇博士论文《先秦两汉简帛医书身体观研究》（2017 年）《先秦两汉简帛医书的疾病观研究》（2019 年）《身体观视角下的简帛医书养生思想和方法研究》（2019 年），2 篇硕士论文《先秦两汉简帛医书中的气论与身体观研究》（2018 年）《先秦两汉简帛医书生育观研究》（2019 年）。

（二）中医身体观研究综述

从古至今，人们从未停止过对人体自身的探索和思考。《孟子·公孙丑上》云："夫志，气之帅也；气，体之充也。"[7]《自我奥义书》说："人者三分，外自我，内自我，与超上自我也。"[8] 身体观研究兴起于欧美学界，欧阳灿灿[9]《欧美身体研究述评》（2008 年）[10] 一文对 20 世纪中后期以来的欧美身体研究成果进行评述，指出欧美学界在"切身化存在问题、身体在社会文化中的再现、身体的自我表现与身体欲望、身体的性与性别、身体政治、医学中的身体问题、身体与叙事"等方面取得了阶段性成果。与此同时，欧美学界对中国古代身体观亦有研究，陈景黼《当代欧美学界中

1. 马继兴. 出土亡佚古医籍研究 [M]. 北京：中医古籍出版社, 2005.

2. 张寿仁. 医简论集 [M]. 台北：兰台出版社, 2000.

3. 周祖亮, 方懿林. 居延新简所记医药信息述略 [J]. 中医文献杂志, 2011, 29（2）：1-4.

4. 张炜. 放马滩日书涉医简研究 [J]. 中医文献杂志, 2016, 34（2）：1-5.

5. 陈农.《马王堆帛医书》的胎产生育观 [J]. 上海中医药杂志, 1993,（8）：37-38.

6. 刘蔚. 简论马王堆医书《十问》"审夫阴阳"生命观及现世价值 [J]. 湖南中医药大学学报, 2014, 34（3）：1-3, 27.

7. 孟轲. 孟子 [M]. 太原：山西古籍出版社, 1999：49.

8. 罗可群, 伍方裴. 中外文化名著选读·下 [M]. 广州：广东高等教育出版社, 1996：415.

9. 欧阳灿灿所著《当代欧美身体研究批评》（2015 年，中国社会科学出版社）不仅对欧美身体研究的核心内容进行了梳理，还论述了欧美身体观念的发展史、身体研究的理论资源及其发展史、身体为何会成为一个问题、身体研究为何会出现、身体研究所针对的主要问题等。在此基础上，还把欧美身体问题置于中西比较视野中，辨明了欧美身体观念与中国传统身体观念的异同以及各自所产生的哲学文化背景。

10. 欧阳灿灿. 欧美身体研究述评 [J]. 外国文学评论, 2008,（2）：24-34.

1. 陈景鸿. 当代欧美学界中国古代身体观研究综述 [J]. 台湾东亚文明研究学刊, 2012, 9（1）: 183-212.

2.《中国古代思想中的气论及身体观》由杨儒宾主编, 全书分为四篇, 第一篇气与身体观的理论构造, 收录了汤浅泰雄的《"气之身体观"在东亚哲学与科学中的探讨——及其与西洋的比较考察》、刘长林的《说"气"》、坂出祥伸的《贯通天地人之"一气"——其自然观与社会秩序观》、丸山敏秋的《中国古代"气"的特质》、胡孚琛的《道家和道教形、气、神三重结构的人体观》、石田秀实的《由身体生成过程的认识来看中国古代身体观的特质》、Robert C.Neville 的《中国哲学的身体思维》; 第二篇政治及社会的观点, 收录了廖炳惠的《两种"体"现》、王健文的《国君一体——中国古代国家概念的一个面向》、祝平次的《从礼的观点论先秦儒、道身体／主体观念的差异》; 第三篇先秦汉初专家专论的解释, 收录了池田知久的《马王堆汉墓帛书〈五行篇〉所见之身心问题》、黄俊杰的《马王堆帛书〈五行篇〉"形于内"的意涵——孟子后学身心观中的一个关键问题》、蒋年丰的《从思孟后学与荀子对"内圣外王"的诠释论形气的角色与义涵》、吴光明的《庄子的身体思维》、杨儒宾的《支离与践行——论先秦思想里的两种身体观》、朱晓海的《荀学一个侧面——"气"——的初步摹写》、馆野正美的《由〈吕氏春秋〉看中国古代身心相关医学思想——"气"的医学思想概观》、胡匆湘的《〈淮南子〉的人体观和养生思想》; 第四篇佛老观点之参照, 收录了李丰楙的《葛洪〈抱朴子〉内篇的"气""炁"学说——中国道教丹道养生思想的基础》、木村清孝的《中国佛教中的"气"论》。

3. 杨儒宾. 中国古代思想中的气论及身体观 [M]. 巨流图书公司, 1993.

4. 张再林."我有一个身体"与"我是身体"——中西身体观之比较 [J]. 哲学研究, 2015, (6): 120-126.

5. 周瑾. 多元文化视野中的身体 [D]. 杭州: 浙江大学, 2003.

国古代身体观研究综述》（2012 年）[1] 一文以思想史中的身体观研究为主轴, 以"自我与身体, 心理活动与情绪, 古典医学与身体, 功夫与身体, 精神、身体、国体"等五个方面对欧美学界相关成果进行综述。欧美学界身体观研究兴起之后, 东亚文化圈于 20 世纪 80 ~ 90 年代前后开始关注身体观研究, 1991 年 5 月 31 日—6 月 2 日台湾"清华大学"中国语文学系、文学研究所及太平洋文化基金会联合主办的"中国古代思想史中的气论与身体观"国际研讨会, 标志着中文学术界开始探讨中国古代思想中"身体观"的问题, 并出版了会议论文集《中国古代思想中的气论及身体观》[2]（1993 年）[3]。

经过 20 多年的研究, 中文学术界对"身体观"的研究日趋成熟, 开展身体哲学、身体社会学、身体美学、身体政治学、身体神学等专题研究, 涉及哲学、医学、社会学、艺术学、政治学、神学、体育学、教育学、文学、历史学、民族学等研究领域, 成为人文社会学科中跨学科、交叉学科研究中的一个热点问题。本书以"中医身体观"为研究对象, 因此仅对中医身体观研究、中西医身体观比较研究以及与中医学关系密切的中国古代哲学范畴的身体观研究进行综述。

1. 中国古代哲学范畴的身体观研究　中医基础理论与中国古代哲学关系密切, 无论是阴阳五行理论, 还是气论, 都与古代哲学同根同源, 因此中医身体观研究与中国古代哲学范畴的身体观研究也存有一定的联系, 这也是学界近年来把身体哲学研究的目光转向中医学身体研究的重要原因, 张再林《"我有一个身体"与"我是身体"——中西身体观之比较》（2015 年）[4] 一文中就大量引用了中医对"身体"的认知作为论据进行论述, 指出西方与中国传统的身体观"不仅体现了中西文化对身体的不同理解, 也以一种'近取诸身'的方式, 使中西哲学各自的不同特质和图式和盘托出"。周瑾的博士论文《多元文化视野中的身体——以早期中国身心思想为中心》（2003 年）[5] 第一章以"对问题的'观'、比较文化视野中的身与心、医学视域中的身体、从精神修养的角度看、其他方面的探讨"等五个方面对 2003 年以前中国身体观研究成果进行了综述和评价, 指出中国身体观研究"积极参与到中国思想史的研究格局中, 不仅对主流论述构成有力的补充,更逐渐显明自身的重要性，成为论者日益重视、关注的焦点"。

关于中国古代哲学范畴的身体观研究，张再林发表系列文章探讨"身体哲学"，主要代表论文如：《作为"身体哲学"的中国古代哲学》（2005年）[1]《作为"身体哲学"的中国哲学的历史》（2007年）[2]《走向"身体哲学"——中国传统哲学研究范式的变革》（2008年）[3]《意识哲学，还是身体哲学——中国传统哲学理论范式的重新认识》（2008年）[4]《中国古代身体观的十个面相》（2010年）[5]等，代表著作《作为身体哲学的中国古代哲学》（2008年）"从一种后现代型的后意识的哲学范式出发，对中国古代哲学之性质内容给予了一种全新的理论解读，并从中开显示以身体为本，以两性生命对话为取经，以历时性和族类化的历史生成为终极指归的所谓'身体哲学'体系"[6]。周与沉《身体：思想与修行——以中国经典为中心的跨文化关照》（2005年）"对早期中国经典中的身体观，作了思想与修行相交融的通盘观照；并在两希传统和印度传统身体观的考察基础上，展开跨文化比较与对话"[7]。齐林华的博士论文《中国古代文化中的身体观念及其发展》（2013年）"主要是从中国古代文化的角度，以儒、道、释三家为主导性文化系统，在三家的话语系统内提炼出某些相对而言比较重要的身体观念，及其外化的身体形态范畴，从历时的跨度中去梳理身体观念、身体形态的发生及其嬗变的内在线索与规律"[8]。

中国古代哲学范畴的身体观研究主要可分为儒、道、佛、医身体观的研究，其中以"儒家身体观"研究成果最为突出，杨儒宾《儒家身体观》（1999年）[9]一书从"四体一体的身体观，儒家身体观的原型，论公孙尼子的养生说，论孟子的践行观，知言、践行与圣人，《管子·心术下》《管子·内业》两篇的精气说与全心论，德之行与德之气，理学论辩中的'作用是性'说，气质之性的问题"等八个篇章对儒家代表人物的身体观进行了系统的探讨。此外，尚有较多的学术论文对儒家身体观进行论述，如黄俊杰《先秦儒家身体观中的两个功能性概念》（2009年）[10]，韩星《论儒家的身体观及其修身之道》（2013年）[11]，伍小运《孔子的身体观及其当代效应——以〈论语〉为例》[12]，范彩霞的硕士论文《大体与小体：孟子的身体观研究》（2014年）[13]等。在道家、道教身体观研究方面如：陈霞《形神俱妙——

1. 张再林. 作为"身体哲学"的中国古代哲学 [J]. 人文杂志, 2005,（2）: 28-31.

2. 张再林. 作为"身体哲学"的中国哲学的历史 [J]. 西北大学学报（哲学社会科学版）, 2007,（3）: 52-63.

3. 张再林. 走向"身体哲学"——中国传统哲学研究范式的变革 [J]. 江苏社会科学, 2008,（3）: 23-27.

4. 张再林. 意识哲学, 还是身体哲学——中国传统哲学理论范式的重新认识 [J]. 世界哲学, 2008,（4）: 6-12.

5. 张再林. 中国古代身体观的十个面相 [J]. 哲学动态, 2010, 11: 35-38.

6. 张再林. 作为身体哲学的中国古代哲学 [M]. 北京: 中国社会科学出版社, 2008.

7. 周与沉. 身体: 思想与修行——以中国经典为中心的跨文化关照 [M]. 北京: 中国社会科学出版社, 2005.

8. 齐林华. 中国古代文化中的身体观念及其发展 [D]. 长沙: 湖南师范大学, 2013.

9. 杨儒宾. 儒家身体观 [M]. 台北: 中央研究院中国文哲研究所, 1999.

10. 黄俊杰. 先秦儒家身体观中的两个功能性概念 [J]. 文史哲, 2009,（4）: 40-48.

11. 韩星. 论儒家的身体观及其修身之道 [J]. 哲学研究, 2013,（3）: 61-68, 79.

12. 伍小运. 孔子的身体观及其当代效应——以《论语》为例 [J]. 合肥学院学报（社会科学版）, 2013, 30（3）: 57-60.

13. 范彩霞. 大体与小体: 孟子的身体观研究 [D]. 上海: 华东师范大学, 2014.

1. 陈霞.形神俱妙——道教身体观的现代阐释[J].哲学动态,2005,(4):35-39.

2. 李刚.道教的身体观初探[J].天府新论,2009,(6):33-40.

3. 李剑虹.自然与自由:庄子身体观研究[D].合肥:安徽大学,2011.

4.(法)戴思博.修真图——道教与人体[M].济南:齐鲁书社,2012.

5. 赵方杜."形神双修":先秦道家身体观及其当代意蕴[J].兰州学刊,2012,(7):26-30.

6. 孙亦平.实用与玄想兼备的道教身体观[N].中国社会科学报,2012-08-27(A05).

7. 伍小运,胡万年.老子的身体观及其当代效应[J].池州学院学报,2013,27(1):60-63.

8. 刘鹏,王振国.以身观身:对道教与中医学身体观的认识[J].中国道教,2015,(5):28-31.

9. 赵建永.道教身学的现代价值[J].中国道教,2016,(1):19-22.

10. 熊桂玉.藏传佛教的身体观[J].五台山研究,2016,(1):35-41.

11. 李海英,段逸山.中医学身体观研究述评[J].中华医史杂志,2014,44(5):309-315.

12. 费侠莉(Charlotte Furth)是美国著名汉学家,南加州大学历史系教授,主要从事中国妇女史、文化史及民国时期的中国知识分子研究。她花费20余年时间广泛收集文献材料,阅读了大量中医典籍,著成 A Fourishing Yin:Gender in China's Medical History,960-1665(《繁盛之阴:中国医学史中的性(960-1665)》)一书,于1999年由美国加州大学出版社出版,于2001年获得国际妇女科学史奖(The History of Women in Science Prize)。

13.(美)费侠莉.繁盛之阴:中国医学史中的性(960-1665)[M].南京:江苏人民出版社,2006.

道教身体观的现代阐释》(2005年)[1],李刚《道教的身体观初探》(2009年)[2],李剑虹博士学位论文《自然与自由:庄子身体观研究》(2011年)[3],戴思博《修真图——道教与人体》(2012年)[4],赵方杜《"形神双修":先秦道家身体观及其当代意蕴》(2012)[5],孙亦平《实用与玄想兼备的道教身体观》(2012)[6],伍小运、胡万年《老子的身体观及其当代效应》(2013年)[7],刘鹏、王振国《以身观身:对道教与中医学身体观的认识》(2015年)[8],赵建永《道教身学的现代价值》(2016年)[9]等。学界对于佛家、佛教身体观的专题研究很少,大多散见于中国古代哲学身体观的探讨中。专题论述的有熊桂玉《藏传佛教的身体观》(2016年),该文指出"藏传佛教的身体观不仅回答了身体观的基本问题,而且围绕身体的起源、身体的种类、身体与解脱的关系、身体的染净问题这几个独特方面,对人体的奥秘作出了详尽的回答"[10]。

2. 中医身体观研究 医学是最关注"身体"的学科,并以"身体"为基本研究对象,因此讨论"身体"问题必然绕不开医学身体观的探讨。随着中国身体观问题研究的深入,中医学身体观也得到了学界的关注,李海英、段逸山《中医学身体观研究述评》(2014年)[11]从"身体观研究的缘起及其范畴、中医身体观的研究现状、中医学身体观研究的意义"等三个方面对中医学身体观进行述评,其第二部分"中医学身体观的研究现状"主要从"一般身体观的研究、女性身体观的研究"进行梳理,可知中医身体观的研究尚未得到中医学界的重视,缺乏专业性,有待系统研究。本文将从学界对于身体观所关注的对象进行综述。

(1)《黄帝内经》身体观:《黄帝内经》作为中医学理论的奠基之作,对身体有着丰富的论述,费侠莉《繁盛之阴:中国医学史中的性(960—1665)》[中译本][12](2006年)[13]第一章"黄帝的身体"立足于全书的核心问题"性",从"性别差异和黄帝的身体、阴阳和临床推理中的性别、性别的标准和性别的界限"进行论述,最后"解构黄帝的身体"提出"黄帝的身体得道于传说中的岐伯,他使君主变得贤明,一方面身体达到长寿,一方面国家统治良好。人位于三维和谐的世界(天、地、人),用通俗的话来说,代表了以男性主宰的世界"。梁文春的硕士论文《从身体的角度看费侠莉的〈繁盛之阴：中国医学史中的性（960—1665 ）〉》指出：费侠莉的研究"不仅让我们反思女性主义的理论，也让我们看到中西之间身体观的差异。她的研究是对西方科学的霸权中心地位的解构，也是对科学的男权中心地位及男性主义偏见的解构，揭示了科学知识的诞生与社会性别意识形态总是在不断地相互强化，导致了女性治疗者的边缘化"[1]。蔡璧名的《身体认识：文化传统与医家——以〈黄帝内经素问〉为中心论古代思想传统中的身体观》（2000 年）[2]一文通过"生命历程中的身体观、心神的认识：人观中的形与神、气的认识：身体与自然间的交融与对立、阴阳与表里：经脉网络中的藏与府"等的论述，主要"将'身体与自然'作为探讨《黄帝内经》身体观的总题，正是因为《内经》所探讨的身体，绝非自度自化、自生自灭的孤立存有，而总是嵌陷在变动不居的时空网络之中与时迁化"，得出结论："养身于天地之间"。申咏秋的《浅谈〈黄帝内经〉的人体观》（2007 年）"通过对《内经》中'天人合一''形神一体'的整体人体观的分析，探讨了《内经》所体现的医学人文精神。医学人文精神推崇的是由人的多重属性和多重关系而展现出来的'人的世界'，而《内经》中的身体，是和自然环境、社会环境融为一体的存在，体现了以生态的自然人为本，重视病患精神状态的人文精神"[3]。李中正、刘军的《从〈内经〉的身体观探讨"勇怯"的含义》（2010 年）"纵横《内经》中所现'勇怯'二字，探讨'勇怯'的内在深意，认为《内经》中'勇怯'一词从一个侧面反映了古人'形—气—心（神）'三位一体的身体观念"[4]。李磊的硕士论文《〈黄帝内经〉的身体观研究》（2010 年）"用'黄帝的身体'建构了《黄帝内经》的身体观范式，即以气为根本、以阴阳命名、以五行生胜、以经脉贯通的身体，并具有天人合一的整体性和形神相因的互动性特征。这一身体观的产生受到该书诞生时期的先秦两汉'全身'的观念、身心合一等中国学术思想的影响。《黄帝内经》的身体观在近代西学东渐的背景下，受到了来自西医身体观的挑战，逐步形成了中西医汇通的'参西'身体观"[5]。此外，他还单独发表相关学术论文：《论〈黄帝内经〉身体观范式》（2010 年）[6]《论〈黄帝内经〉身体观特征及渊源》（2011 年）[7]《论〈黄帝内经〉身体观的现实困境》（2011 年）[8]。

1. 梁文春 . 从身体的角度看费侠莉的《繁盛之阴：中国医学史中的性（960—1665 ）》[D]. 桂林：广西师范大学，2013.

2. 蔡璧名 . 身体认识：文化传统与医家——以《黄帝内经素问》为中心论古代思想传统中的身体观 [J]. 中国典籍与文化论丛，2000，（0）：219–255..

3. 申咏秋 . 浅谈《黄帝内经》的人体观 [J]. 中国医学伦理学，2007，20（3）：35–36.

4. 李中正，刘军 . 从《内经》的身体观探讨"勇怯"的含义 [J]. 河南中医学院学报，2008，（6）：15–16.

5. 李磊 .《黄帝内经》的身体观研究 [D]. 长春：长春中医药大学，2010.

6. 李磊 . 论《黄帝内经》身体观范式 [J]. 医学与哲学（人文社会医学版），2010，31（12）：73–74.

7. 李磊 . 论《黄帝内经》身体观特征及渊源 [J]. 医学与哲学（人文社会医学版），2011，32（4）：62–64.

8. 李磊，苏颖 . 论《黄帝内经》身体观的现实困境 [J]. 中国中医基础医学杂志，2011，17（11）：1198–1199.

1. 刘鹏. 中医学身体观的构建与演变——思想史视野下的肾与命门研究 [D]. 济南：山东中医药大学，2011.

2. 刘鹏. 中医学身体观解读——肾与命门理论的建构与演变 [M]. 南京：东南大学出版社，2013.

3. 刘鹏. 中医学身体观的内涵及特点 [J]. 南京中医药大学学报（社会科学版），2013，14（4）：133-136.

4. 刘鹏. 身体、医学与文化——对中医学身体观研究意义的探析 [J]. 山东中医杂志，2014，33（10）：795-797.

5. 张艳婉. 中医身体观的理论建构研究 [J]. 武汉理工大学学报（社会科学版），2016，29（4）：724-729.

（2）中医身体观理论构建：刘鹏的博士论文《中医学身体观的构建与演变——思想史视野下的肾与命门研究》（2011年）"以肾与命门的理论构建和演变为切入点……研究认为，中医学身体观具有重时空、重循环、重功能、重联系的特点……方技之学对身体结构和功能的感知与体认，为中医学身体理论的形成奠定了基础。数术之学又赋予了这种身体认识以'合法化'，使中医学身体理论变得更为系统化、理论化，中医学最终形成了与宇宙时空相协调的身体观。肾脏核心理论的形成，展现了中医学身体观讨论重点由外向内的转变、由形器向气化的转变、由纷繁向系统的转变……命门学说的形成与发展，展现了中医学身体观讨论重点由生成论向本体论的转变……中西文化碰撞中中医学身体观的改变，其本质是传统宇宙时空观念在西学冲击下所作的嬗变"[1]。此外，他还出版著作《中医学身体观解读——肾与命门理论的建构与演变》（2013年）[2]，发表相关学术论文《中医学身体观的内涵及特点》（2013年）[3]《身体、医学与文化——对中医学身体观研究意义的探析》（2014年）[4]。张艳婉的《中医身体观的理论建构研究》（2016年）："中医身体以'天—地—人'相互联系为思想背景，以'气—阴阳—五行'为思维模型，通过阴阳、五行、气使天地人之间相互感应、相互影响；身心一体和形与神俱是中医身体观的基本立场，以'形—气—心'的内外沟通完成中医内外相系，各部相连的整全的人的认识；同时，中医的身体体现为时空的身体，与经天纬地、贯古通今的宇宙之道相和，顺时而行，才能达至生命的最佳状态；中医身体观超越生理性身体的认识，通过身国互喻，成为身国同构的身体。中医的身体观以自然身体的生命表现为基础，在全息融通的大生命中，展现为身心和、形神和，个人与社会、天地与自我相合的生命境界。"[5]刘鹏的《理学与明代医家身体观转型》（2021年）指出"宋代以降中医学的发展显现出典型的儒学化特征，明代医家模仿周敦颐太极图宇宙论模式，赋予《黄帝内经》《难经》中的命门以新的本体论意义，以身体生成论为核心的传统身体观也由此发生转型。以元明之际的朱震亨丹溪学派众多医家为代表，将理学心性论纳入医学之中，构建了以阴虚为核心的身体虚弱易趋性，传统中医身体观并未刻意倾向于阴阳某一方虚弱建构的平衡模式也因之改变。正是缘于上述身体观转型，因命门学说而强化的温补，以及阴虚身体虚弱易趋性主导的养阴，深刻影响了明清时期温补与养阴之风的盛行"[1]。

（3）数术身体观：李建民的《发现古脉：中国古典医学与数术身体观》（2007年）指出："人体按照数术方式设计上述（指《灵枢·动输》对人体'营卫执行，如环无端'的论述）气血相贯、如环无端的大循环，不是通过死体解剖的实证程序所得，而是对天道的摹拟与演绎。简单地说，脉学的体系化主要的动源，不直接来自技术的突破、工具的精进，而是人与天关系的重新调整的过程，我称之为数术化。也就是人的身体气化、数字化的结果"[2]，也就是将中国传统文化的数术宇宙观引申为对身体结构与功能的阐述。此外，李零《中国方术正考》[3]《中国方术续考》[4]亦可供参考。

（4）近代中医身体观研究：皮国立的《近代中医的身体观与思想转型：唐宗海与中西医汇通时代》（2008年）[5]以中西医汇通代表人物唐宗海为个案，从中西医对身体认知的不同，如"肝生于左""三焦""脉学""心与脑"等论争展开论述，对唐宗海"选取西医若干理论解读中医，以维护和发展中医给予了充分的理解和同情"，中西汇通的身体观成为了近代中医身体观的主旋律。该书的核心表明了作者坚持传统中医本位的价值，"显示了中医未必要科学化才能走出古今中西二重性难题的历史新路"。

（5）其他：张桂赫、王春红、郭伟《中西文化映照之下的中医身体观》（2007年）[6]通过回顾东西方身体观的不同范式，指出中医身体观具有在先性、直接性、本己性、整全性、目标性、超越性等特征。刘孝圣的硕士论文《医疗与身体——以先秦两汉出土文献为中心》（2009年）[7]主要对出土文献中的脉学形成、诊法治则、疾病认识、疗法以及养生方法进行文献整理与分析研究。李海英的博士论文《基于"天癸"论中医学女性身体观》（2013年）[8]以中医天癸理论为切入点，论述天癸与月经初潮、孕产、绝经的关系，并对天癸的思想内涵进行分析，重点解读天癸理论对女性身体观的意义。刘胜利的《中医身体观现代阐释的困境与出路》（2014年）指出："将引导中医的身体回归现象世界，引导中医研究从对象身体观走向现象身体观，即以'现象身体'为基本原则来重新理解中医身体观，来推动中医身体观的现代阐释。"[9]李建民《"羊矢"之谜与中医肌肉的身体观》（2016

1. 刘鹏. 理学与明代医家身体观转型 [J]. 自然辩证法研究，2021，37（10）：99-104.

2. 李建民. 发现古脉：中国古典医学与数术身体观 [M]. 北京：社会科学文献出版社，2007.

3. 李零. 中国方术正考 [M]. 北京：中华书局，2006.

4. 李零. 中国方术续考 [M]. 北京：中华书局，2006.

5. 皮国立. 近代中医的身体观与思想转型：唐宗海与中西医汇通时代 [M]. 北京：三联书店，2008.

6. 张桂赫，王春红，郭伟. 中西文化映照之下的中医身体观 [J]. 医学与哲学（人文社会医学版），2007，（10）：64-65.

7. 刘孝圣. 医疗与身体——以先秦两汉出土文献为中心 [J]. 台湾大学中国文学研究所学位论文，2009：1-172.

8. 李海英. 基于"天癸"论中医学女性身体观 [D]. 上海：上海中医药大学，2013.

9. 刘胜利. 中医身体观现代阐释的困境与出路 [J]. 深圳大学学报（人文社会科学版），2014，31（5）：17-22，54.

1. 李建民. "羊矢"之谜与中医肌肉的身体观 [J]. 中医药文化, 2016, 11（3）:4–12.

2. 张再林. 从当代身体哲学看中医 [J]. 周易研究, 2016,（6）: 59–72.

3.（日）栗山茂久. 身体的语言——古希腊医学和中医之比较 [M]. 上海书店出版社, 2009.

4. 吴彤. 中西医诊疗实践中的身体、空间和技术——从身体观看中西医学模式的差异 [J]. 中医杂志, 2013, 54（22）: 1891–1895.

年）指出："羊矢在人体的部位是不能确定的，本文认为在股动脉及腋动脉附近肌肉出现羊矢的遗迹，而且这两个部位与动脉的肌肉身体观密切有关。"[1] 张再林《从当代身体哲学看中医》（2016 年）指出："在以梅洛—庞蒂为代表的当代身体哲学与中国古代中医的身体思想之间，我们发现了根本理念上的诸多相契之处。如梅洛—庞蒂的'走向世界之身'与中医的'大身子'相契；他所说的'流动的身体'与中医的'气'相契；其'可见的—不可见的'身体与中医'藏象'相契；梅洛—庞蒂提到的身体的'双叶'与中医的'阴阳'相契；其'生命化的时间'说与中医'五行'说相契；梅洛—庞蒂的'身体间性'与中医'经络'相契；其'用身体知道'与中医'身诊'相契。这一切，不仅使梅洛—庞蒂身体哲学的兴起代表了对西方传统身体观的一场根本叛逆，也为中医身体观走向现代及中医身体观与当代身体观的会通提供了重要的理论契机。"[2]

3. 中西医身体观比较研究　栗山茂久的《身体的语言——古希腊医学和中医之比较》[中译版]（2009 年）[3] 从"触摸的方式、观察的方式、存在的状态"三个方面对中、希医学进行比较，通过实例阐明中医与古希腊医学之间的差异，主要在于"脉""观察方式""对血液和风的不同看法"，并指出造成差异的因素。指出："比较研究身体认知的历史迫使我们不断重新检视我们认知与感受的习惯，并且加以想象不同的存在方式——以全新的方式体验世界。"吴彤的《中西医诊疗实践中的身体、空间和技术——从身体观看中西医学模式的差异》（2013 年）"从身体观分析中西医学模式的差异并讨论了 3 个问题：第一，中西医医疗场景中的身体作为本身还是作为疾病的载体？第二，中西医诊疗空间与身体；第三，技术化的身体，中西医诊脉与行针的差异。通过 3 个问题的分析和讨论，指出中西医的身体观有很大区别，两种医术各自针对的对象不同，中医针对身体，西医针对身体内的疾病。中医是一种以人为对象的医学，西医是一种以疾病为对象的医学。就技术而言，中医是关于人的技术，西医是关于疾病的技术。认为在当代技术的框架里，应该努力保持医学诊疗方式的多样性"。[4] 陈国晨《身体的医学化：中西医学的身体观》（2016 年）指出："中西医学持有的不同的身体观，决定了两者在进入身体、构建疾病、如何治疗等方面存在着显著差异。从医学与药学、诊断空间、技术控制三个方面对中西医学的身体观加以比较分析，认为以人为对象的中医和以疾病为对象的西医应该打破既定的身体观范式，向多元化视角拓展，回归到医学人文精神中来。"[1]

4. 讨论 近代以来西方思想界将"身体"作为一个问题获得了深广的思想史意义，"身体的角度"成为现代学术思想研究的重要切入点。东亚文化圈的相关研究近年成为显学，目前学术界研究主要针对儒道身体观，较少研究针对医家身体观且集中在对《黄帝内经》身体观和中医身体观理论构建的研究，而对《黄帝内经》之前的早期医家的身体观研究几乎无人涉及，尤其是对医家身体观的哲学文化内涵、医家如何从"身体"维度看待社会政治、宇宙生命等问题的研究还十分薄弱。中医学在几千年的发展过程中，对于"身体"认识必然经历了一定的过程，目前学界极缺对先秦两汉也就是中国医学理论形成之前"医家身体观"的研究，以及中国早期医家身体观到《黄帝内经》身体观这一演化过程的研究。中国早期史料的稀少和缺失，是今人研究先秦两汉学术状态的难题，幸于近几十年来大量出土文献的出现，为研究带来了新的转机。目前中国出土文献研究已取得不少硕果，尤其是在文字学方面取得了不少突破，大量出土文献整理出版，为先秦两汉学术理论研究做好了铺垫性工作。因此，以出土简帛医书作为研究材料进行中医身体观研究不仅是对中医身体理论之源的发掘，更是对中国原创思维研究的开拓，具有很强创新性和可行性。

1. 陈国晨. 身体的医学化：中西医学的身体观 [J]. 山西中医学院学报,2016,17(1): 65–68.

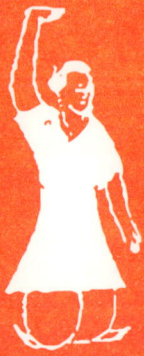

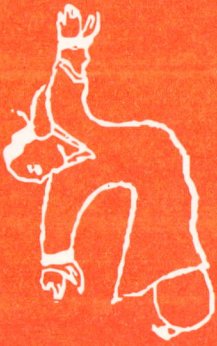

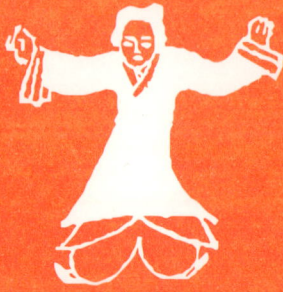

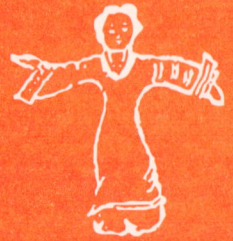

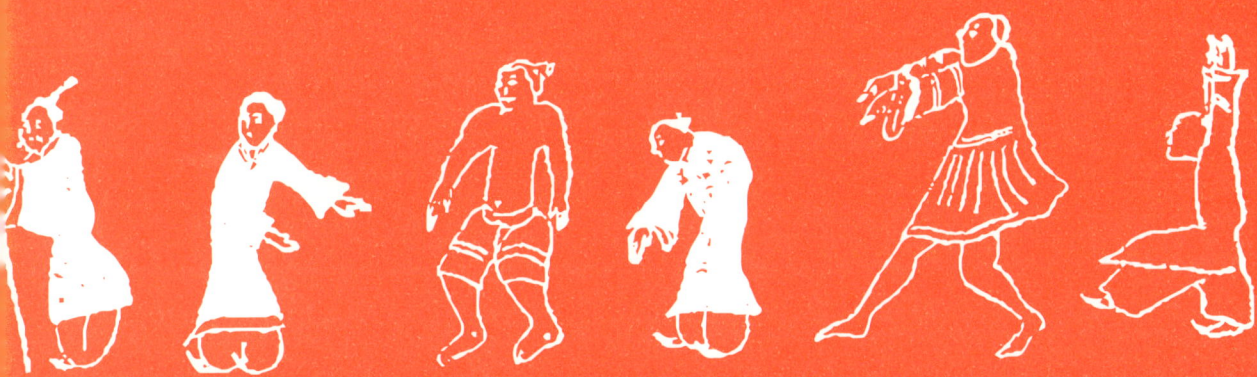

身体·词汇

引言

简帛医书所涉人体词汇包括八大类，即总述身体类、体表类、脏腑类、五官九窍类、经脉类、骨学类、体表附属物类、人体生理病理产物类，早期医家对于人体的观察细致入微，用词汇来搭建我们的"身体"。

无论是中医学还是西医学都是以身体为基本研究对象，其理论体系的构建均以疾病身体对照正常身体进行诊断与治疗。先秦两汉简帛医书关于身体的描述为我们揭开了中国早期医家对于身体的认知。简帛医书主要通过身体词汇、身体语言、身体图像等对身体进行描述，因此，若要理清当时医家的身体观念，首先得从词汇入手。关于汉字的产生，"在陕西省长安灵台、邠阳华野村、西安半坡和临潼姜寨等地的原始社会晚期的仰韶文化遗址里，都曾发现刻画在陶器上的记号。从这些符号的形体和刻画部位看，已是具有文字性质的符号了，经测定距今已有五六千年历史"[1]。陶文之后，甲骨文[2]的出土为今人研究殷商历史文化提供基本素材。先秦两汉出土简帛医书多以篆、隶书写，本书主要以释读繁体字版的医书为主要研究对象，并以原书图版作为参考，但为便于阅读，除附录外正文一律以简化字行文，原有的异体字、假借字为反映早期存在及使用情况，予以保留，为方便读者阅读理解，随文注出正体字和本字，外加"（ ）"。原有错字，则在释文中随注正字，外加"〈 〉"。原字模糊，难以识别，拟定释文后加"（？）"表示对该字存疑。原来残泐，则根据残笔或文例释出的字，在该字外加方框，如 身。不能释出的字，用"□"表示，一"□"表示一字。"…"表示简帛原文模糊不清，无法认读，字数不能推定。若原文残缺较多，字数按照位置估计，不一定都符合原状。帛书中原文涂去的废字，释文用"○"代替。简文或帛书残损，字数无法推定的，用"☑"表示。原文有脱字或简帛残损导致脱文，为了便于阅读，进行拟补，外加"【 】"。

1. 张其成 . 医古文 [M]. 北京：人民卫生出版社，2001：207.

2. 甲骨文的医学研究可参见李良松《甲骨文化与中医学》（福建科学技术出版社，1994 年）、彭邦炯《甲骨文医学资料释文考辩与研究》（人民卫生出版社，2008 年）、单健民《甲骨文医学资料选编》（华夏文艺出版社，2015 年）。

一、简帛医书身体词汇整理

1.《百词表》是由美国语言学家莫里斯·斯瓦迪士（Morris Swadesh）于 20 世纪 50 年代编定的各种语言的基本词汇。

2. 黄树先. 汉语身体词探索 [M]. 武汉：华中科技大学出版社，2012：3.

3. 李顺保. 中医正常人体解剖学 [M]. 北京：学苑出版社，2016.

4. 周祖亮，方懿林. 简帛医药文献校释 [M]. 北京：学苑出版社，2014.

5. 裘锡圭. 长沙马王堆汉墓简帛集成 [M]. 北京：中华书局.2014.

6. 马继兴. 中国出土古医书考释与研究·下卷 [M]. 上海：上海科学技术出版社，2015.

7. 张家山汉墓竹简整理小组. 张家山汉墓竹简（二四七号墓）释文修订本 [M]. 北京：文物出版社，2006.

8. 甘肃省博物馆，武威县文化馆. 武威汉代医简 [M]. 北京：文物出版社，1975.

9. 湖南省文物考古研究所. 里耶秦简（一）[M]. 北京：文物出版社，2012.

10. 甘肃省文物考古研究所. 敦煌汉简·全 2 册 [M]. 北京：中华书局，1991.

11. 甘肃省文物考古研究所. 居延新简 [M]. 北京：文物出版社，1990.

12. 阜阳汉简《万物》[J]. 文物，1988,（4）：36–47，54，99.

《汉语身体词探索》说："身体词是《百词表》[1]中最重要的部分。从数量上看，一共有 30 来个，占《百词表》四分之一。从语言实际情况来看，身体词也是核心词中重要的组成部分。人们认识事物，近取诸身，远取诸物。从远古开始，人们就对自己身体部位有了足够的认识。"[2] 现为便于阅读，本书身体词汇的分类参考《中医正常人体解剖学》[3]的分类方式，按简帛医书身体词汇自身特点分为以下八类：①总述身体词汇；②体表词汇，包括头面、颈项、胸背、腹腰、四肢；③脏腑词汇，包括心血管系统、呼吸系统、消化系统、泌尿系统、生殖系统、神经系统等的器官，又因为气、血与脏腑密切相关，且运行体内，遂归于此类；④五官九窍词汇；⑤经脉词汇；⑥骨学词汇；⑦体表附属物词汇；⑧人体生理病理产物词汇。

以下主要对已整理出版的简帛医书中有关"身体"的词汇，因医书出土地域不同，故先按其所在医书进行整理，最后再汇总，底本依据的是《简帛医药文献校释》[4]，校本为《长沙马王堆汉墓简帛集成》[5]《中国出土古医书考释与研究》[6]《张家山汉墓竹简（二四七号墓）释文修订本》[7]《武威汉代医简》[8]《里耶秦简（一）》[9]《敦煌汉简》[10]《居延新简》[11]及阜阳汉简《万物》》[12]。

表1-1　周家台秦简《病方》中的身体词汇

总述身体词汇	人、男子、女子、某、子、我、女
体表词汇	首、头、颠首、腹、指、足、手
脏腑词汇	肠、心、气、血
五官九窍词汇	齿、鼻
体表附属物词汇	发
人体生理病理产物词汇	黑子（痣）、乳（乳汁）

表1-2　马王堆汉墓医书《足臂十一脉灸经》中的身体词汇

体表词汇	项、豆（脰）、颜、頯、脾、臀、脊、朘、要（腰）、胁、少腹、腹、腹街、北（背）、足、外踝窦（窭）、腨（腨）、胬（郄）、足小指（趾）、手、郄（膝）、股、肩、薄（髆）、腋、次指（趾）、胕、脾（髀）、足中指（趾）、胫（胻）、内踝、肽、大指（趾）、足大指（趾）、枛（跗）、臂、中指、小指、夜（腋）、乳（乳房）
脏腑词汇	肝、心
五官九窍词汇	耳、鼻、舌、目、口、目内渍（眦）、目外渍（眦）、脑（嗌）、洇、齿
经脉词汇	温（脉）、足泰（太）阳温（脉）、足少阳温（脉）、足阳明温（脉）、足少阴温（脉）、足泰（太）阴温（脉）、足莝（厥）阴温（脉）、臂泰（太）阴温（脉）、臂少阴温（脉）、臂泰（太）阳温（脉）、臂少阳温（脉）、臂阳明温（脉）
骨学词汇	枕、骨间、骨、腏（枕）、臂上骨、筋

表1-3　马王堆汉墓医书《阴阳十一脉灸经》（甲本）中的身体词汇

体表词汇	项、颜、头、颈、颊、领（额）、头角、颌、面、跟（臀）、脊、要（腰）、北（背）、尻、胁、腹、复（腹）、少腹、胷（胸）、瘛（脘）、外踝娄、胬（郄）、腘、脾（髀）、腨、踝、足小指（趾）、外踝、鱼股、足、郄（膝）、足中指（趾）、肽、付（跗）、肩、臑、臂、腕、手北（背）、肘、次指、大指、内踝、足大指（趾）、手掌、四末、踝（踝）、乳（乳房）
脏腑词汇	心、阳（肠）、胃、肾、气
五官九窍词汇	髃（髑）、目、耳、鼻、嗌、喉、齿、口、舌、益（嗌）、目外渍（眦）、大渍（眦）、潼
经脉词汇	眽（脉）、巨阳眽（脉）、【少】阳眽（脉）、阳明眽（脉）、肩眽（脉）、耳眽（脉）、齿眽（脉）、大（太）阴眽（脉）、厥阴眽（脉）、少阴眽（脉）、臂巨阴眽（脉）、臂少阴眽（脉）
骨学词汇	胐（顀）、猒（厌）中、骭、骭骨、膑（髌）、骨、内阴两骨、筋
体表附属物词汇	蕺（丛）毛、发

表1-4 马王堆汉墓医书《脉法》中的身体词汇

总述身体词汇	穜（肿）
体表词汇	头、足、肘、臂、右手、左手、踝、胻（胻）
脏腑词汇	气
经脉词汇	眽（脉）
骨学词汇	骭
人体生理病理产物词汇	脓

表1-5 马王堆汉墓医书《阴阳脉死候》中的身体词汇

体表词汇	面
脏腑词汇	臧（脏）、肠、气、血、橐
五官九窍词汇	目、齿、舌、龈、唇
经脉词汇	眽（脉）
骨学词汇	骨、筋、肉
体表附属物词汇	肤
人体生理病理产物词汇	汗

表1-6 马王堆汉墓医书《五十二病方》中的身体词汇

总述身体词汇	身、礼（体）、身膿（体）、人、女子、子、男、女、婴儿
体表词汇	头颈、颠、中颠、脊、复（腹）、胁、隋（脽）、尻、夷、腹、胠、手、足、四支（肢）、胓、股、郄（膝）、手指、指、足中指（趾）、掌、四膿（体）、十指、肘
脏腑词汇	心、肾、橐、脬、直（膻）、卵
五官九窍词汇	目、鼻、口、齿龈、因（咽）、益（嗌）、朕（喉）、窍、州、腸（脧）、窍、下窍、舌
骨学词汇	骨、胓骨、尻厥（骶）、筋、肉
体表附属物词汇	人发、发、奏（腠）、皮、肤
人体生理病理产物词汇	头脂、男子泊、男子恶、尤（疣）、弱（溺）

表1-7 马王堆汉墓医书《却谷食气》中的身体词汇

总述身体词汇	膿（体）
体表词汇	首、足
脏腑词汇	气
骨学词汇	骨

表1-8　马王堆汉墓医书《阴阳十一脉灸经》（乙本）中的身体词汇

体表词汇	项、头角、颜、头、颈、颊、领（颔）、颔、面、髑（髑）、跟（臀）、脊、要（腰）、北（背）、尻、胁、少腹、胸、瘛（脘）、外腂（踝）娄、胳（郄）、脾（髀）、䏓、腨、足小指（趾）、外腂（踝）、鱼股、足、节、股、足中指（趾）、胅、腹、肩、膺、指、肘、手北（背）、臂、内腂（踝）、腨、足大指（趾）、足胕（跗）、腂（踝）、手常（掌）、四娟、乳
脏腑词汇	心、肠、胃（胃）、胃、肾、气、血
五官九窍词汇	目、耳、鼻、嗌、侯（喉）、目外膪（眦）、齿、口、舌、嗌、大资（眦）
经脉词汇	脉、巨阳脉、【少阳】脉、阳明脉、肩脉、耳脉、齿脉、【巨阴】脉、少阴脉、厥阴脉、臂巨阴脉、臂少阴脉
骨学词汇	骨、猒（厌）中、髀、骭骨、宾（髌）、筋、胅（顀）
体表附属物词汇	发、蕺（丛）毛
人体生理病理产物词汇	汗

表1-9　马王堆汉墓医书《导引图》中的身体词汇

体表词汇	厀（膝）、明（肋）、胠、脾（髀）、覆（腹）、项、北（背）

表1-10　马王堆汉墓医书《养生方》中的身体词汇

总述身体词汇	身、女子、男子、
体表词汇	面、匈（胸）、掌、臂、辟（臂）、足、末、头、踝
脏腑词汇	心、肠、气、血、肝
五官九窍词汇	鼻、鼻空（孔）、目、耳、鸟、中、阴、男（男阴）、戒、最（膿）、玉英（策）、马、男女、牝、玉筴（策）、空（孔）中、音（阴）、笄光、臭鼠、麦齿、谷实、赤朱（珠）、琴弦、付□
骨学词汇	筋
体表附属物词汇	毛、洫毛、发、须（须）、麋（眉）、映（睫）、据（肤）、皮、肤

表1-11　马王堆汉墓医书《杂疗方》中的身体词汇

总述身体词汇	身、女子、婴儿、
体表词汇	面
脏腑词汇	包（胞）
五官九窍词汇	口唇、中身、前、中身空（孔）、廯中、前中
人体生理病理产物词汇	精汁

表 1-12　马王堆汉墓医书《胎产书》中的身体词汇

总述身体词汇	子、男、女、男子、女子
脏腑词汇	包（胞）、血、气
五官九窍词汇	目、齿
骨学词汇	骨、筋
体表附属物词汇	豪（毫）毛、奏（腠）、肤、腠理

表 1-13　马王堆汉墓医书《十问》中的身体词汇

总述身体词汇	膗（体）、刑（形）、身、中、人、子
体表词汇	脊、胘、尻、腹、脾（髀）、末、十二节、手、臂、枝（肢）、股、四枝（肢）、枑（趾）
脏腑词汇	五藏（脏）、心、六府（腑）、六极、䐃（脑）、气、血
五官九窍词汇	口、耳、目、三咎、九缴（窍）、州、阳、玉筴（策）、玉闭、阴、竣（朘）、赤子、下、孰、玉窦、赤子
经脉词汇	脉
骨学词汇	骨、筋
体表附属物词汇	发、毛、走（睫）、肌肤、被（皮）、浬（理）、奏（腠）理
人体生理病理产物词汇	泉英、天将（浆）、神禧（雾）、精、灵路（露）、玉泉、钻白

表 1-14　马王堆汉墓医书《合阴阳》中的身体词汇

总述身体词汇	膗（体）、男、女
体表词汇	灶纲、领乡、面、醴津、渤海、乳、脊、胁、尻、身、腹、手、捐（腕）、扮（肘）、夜（腋）、股、脾（髀）、踵、足
脏腑词汇	气、血
五官九窍词汇	鼻、舌、嗌、耳、目、玄门、交筋、宗门、玉英（策）
经脉词汇	脉
骨学词汇	常（恒）山
体表附属物词汇	皮、肤、奏（腠）理

表 1-15　马王堆汉墓医书《杂禁方》中的身体词汇

总述身体词汇	婴儿、人
体表附属物词汇	左蚤（爪）、左麋（眉）

表 1–16　马王堆汉墓医书《天下至道谈》中的身体词汇

总述身体词汇	身軆（体）、人、男、女、女人
体表词汇	尻、脊、腹、乳、枖（腰）、十二节、脾（髀）、手、紂（肘）、踵、股、国（膕）
脏腑词汇	心、气、血、槖
五官九窍词汇	九激（窍）、畀（鼻）、口、耳、目、鼻、舌、益（嗌）、脣、州、周（州）、阴、玉闭、自宮、笄光、封纪、調瓠、鼠妇、谷实、麦齿、婴女、反去、何寓、赤纞、赤豉（珠）、磲石
经脉词汇	辰（脉）
骨学词汇	骨、筋、肌、阙（䦆）
体表附属物词汇	毛、奏（腠）、里（理）、皮
人体生理病理产物词汇	精、玉泉

表 1–17　张家山汉简医书《脉书》中的身体词汇

总述身体词汇	身
体表词汇	头、面、颐、颈、项、头角、顏（颜）、蜺、灊、頬、领（颔）、肩、胠、膝、脊、肘、臂、掌、脾（髀）、胻、踝、足、四节、蹱（踵）、胳（郄）、腨、足小指（趾）、鱼股、节、柎（跗）、馆（腕）、手北（背）、臑、次指、大指、四末、四（支）肢、廿末、北（背）、脊、胸、腹、尻、少腹、臀、要（腰）、胁、乳（乳房）、责（脊）
脏腑词汇	胃管（脘）、肺、心、肠、胃、肾、臧（脏）、五臧（脏）、槖、血、气
五官九窍词汇	目、童（瞳）子、目际、鼻、耳、脣、口、齿、齕、喉、艮（眼）、目内廉、益（嗌）、目外际、舌本、龈、舌、戒、簒、前
经脉词汇	脉、巨阳之脉、少阳之脉、阳明之脉、肩脉、耳脉、齿脉、泰（太）阴之脉、胃脉、（厥）阴之脉、少阴之脉、臂巨阴之脉、臂少阴之脉、三[阳]、三阴
骨学词汇	厥（厌）、骭骨、上骨、两骨、朏（頔）、筋、骨、肉
体表附属物词汇	髪、蚤（爪）、麋（眉）
人体生理病理产物词汇	农（脓）

表 1-18　张家山汉简医书《引书》中的身体词汇

总述身体词汇	体、身、人
体表词汇	胻、股、指（趾）、蹱（踵）、足、跗、手北（背）、手、踝、支（肢）、捾（腕）、手指、拇指、掌、婢（髀）、足蹢、肶、尻、要（腰）、膺、少腹、胁、北（背）、膌（脊）、腹、匈（胸）、乳（乳房）、腜（脢）、背、复（腹）、肩、膝、臂、夜（腋）、肘、肩綸（锦）、胠、头、颈、项、产（颜）、颠、颐、面、颊、辑（颌）、額、额（颜）、首、枏项、项尼
脏腑词汇	心、缪门、五臧（脏）、气、距脑、肠
五官九窍词汇	齿、口、喉、鼻、耳、内脉、胭（咽）、九窍、交筋、阴
经脉词汇	脉
骨学词汇	筋
体表附属物词汇	发、走（腠）理

表 1-19　阜阳汉简《万物》中的身体词汇

总述身体词汇	体、人、女
体表词汇	手
五官九窍词汇	鼻、目、穴
骨学词汇	骨留（瘤）
体表附属物词汇	发

表 1-20　武威汉代医简（第一类简）中的身体词汇

体表词汇	腹、项、头、足、手、胫、肩、膝
脏腑词汇	心、胃莞（脘）、鬲（膈）
五官九窍词汇	喉、目
经脉词汇	气脉、三里、侠椎、肺俞、泉水
人体生理病理产物词汇	乳汁

表 1-21　武威汉代医简（第二类简）中的身体词汇

总述身体词汇	人、身
体表词汇	腹、头、鼻柱、胫、足
脏腑词汇	心、血府、胃、肠
五官九窍词汇	喉、嗌、咽、齿、鼻
体表附属物词汇	须、麋（眉）
人体生理病理产物词汇	脓

表 1-22　武威汉代医简（木牍）中的身体词汇

总述身体词汇	妇人、女
体表词汇	胫、足、手、膝
脏腑词汇	肠、橐
五官九窍词汇	喉、阴、茎、玉门
体表附属物词汇	发

表 1-23　里耶秦简（一）医药简中的身体词汇

体表词汇	臂、足、腹
脏腑词汇	心

表 1-24　敦煌汉简医药简中的身体词汇

体表词汇	母（拇）指、匈（胸）、腹、手、足
脏腑词汇	心

表 1-25　居延新简医药简中的身体词汇

总述身体词汇	身
脏腑词汇	脏

表 1-26　简帛医书体词汇汇总

总述身体词汇	人、男子、女子、某、子、我、女、女人、種（肿）、中、身、礼（体）、身體（体）、男、婴儿、體（体）、刑（形）、体、妇人
体表词汇	首、头、颠首、腹、指、足、手、项、豆（脰）、颜、頯、腓、臀、脊、脽、要（腰）、胁、少腹、腹街、北（背）、手北（背）、外踝窭（窭）、膊（腨）、胫（郄）、足小指（趾）、郄（膝）、股、鱼股、肩、薄（髆）、腋、次指（趾）、肵、脾（髀）、足中指（趾）、胫（胫）、内踝、胅、大指（趾）、足大指（趾）、柎（跗）、臂、中指、小指、夜（腋）、乳（乳房）、颈、头颈、颊、领（颔）、头角、颌、面、跟（臀）、尻、复（腹）、脑（胸）、瘱（脘）、外踝娄、腘、腨、踝、外踝、付（跗）、臑、腕、肘、次指、大指、手四末、末、廿末、踝（踝）、外踝（踝）、内踝（踝）、右手、左手、颠、中颠、隋（脽）、衷、胝、四支（肢）、手指、四體（体）、十指、髑（髑）、胸、外踝（踝）娄、节、十二节、四节、足骻（跗）、手常（掌）、四媚、明（肋）、脾（髀）、覆（腹）、匈（胸）、掌、辟（臂）、枝（肢）、四枝（肢）、栺（趾）、灶纲、领乡、醴津、渤海、掊（腕）、打（肘）、踵、枕（腰）、纣（肘）、国（腘）、颐、额（颜）、貌、灂、膝、领（颔）、胬、蹱（踵）、馆（腕）、四（支）肢、胸（胸）、责（脊）、指（趾）、跗、支（肢）、拇指、婢（髀）、足蹢、肶、膺、膌（脊）、匈（胸）、脒（胹）、背、胕、肩綌（锦）、产（颜）、颛、辑（颔）、柎项、项尼、胫、鬲（膈）、鼻柱、母（拇）指

续表

脏腑词汇	肠、心、肝、胃、肾、臧（脏）、五臧（脏）、橐、橐、脬、直（膣）、卵、䏝（胃）、包（胞）、五臧（脏）、六府（腑）、六极、距脑、膃（脑）、橐、胃莞（脘）、胃管（脘）、肺、鬲（膈）、缪门、血府、脏、气、血
五官九窍词汇	齿、齿龈、麦齿、鼻、耳、舌、目、口、目内渍（眦）、目外渍（眦）、脑（嗌）、洇、髂（髑）、嗌、喉、益（嗌）、大渍（眦）、潼、龈、唇、口唇、因（咽）、朕（喉）、窍、九窍、下窍、州、䐃（腴）、侯（喉）、目外膜（眦）、大资（眦）、鼻空（孔）、鸟、中、庳中、前中、空（孔）中、阴、男（男阴）、戒、最（膇）、玉英（策）、马、男女、牝、玉筴（策）、音（阴）、笄光、臭鼠、谷实、赤朱（珠）、琴弦、付口、中身、前、中身空（孔）、三岔、九缴（窍）、阳、玉闭、竣（朘）、赤子、下、埶、玉窦、玄门、交筋、宗门、九蔍（窍）、畀（鼻）、周（州）、自宫、封纪、䚡瓠、鼠妇、婴女、反去、何寓、赤繳、赤发（珠）、碌石、童（瞳）子、目际、跐、艮（眼）、目内廉、目外际、舌本、篡、内脉、胭（咽）、穴、咽、茎、玉门
经脉词汇	温（脉）、足泰（太）阳温（脉）、足少阳温（脉）、足阳明温（脉）、足少阴温（脉）、足泰（太）阴温（脉）、足𨂀（厥）阴温（脉）、臂泰（太）阴温（脉）、臂少阴温（脉）、臂泰（太）阳温（脉）、臂少阳温（脉）、臂阳明温（脉）、眽（脉）、巨阳眽（脉）、【少】阳眽（脉）、阳明眽（脉）、肩眽（脉）、耳眽（脉）、齿眽（脉）、大（太）阴眽（脉）、厥阴眽（脉）、少阴眽（脉）、臂巨阴眽（脉）、臂少阴眽（脉）、脉、巨阳脉、【少阳】脉、阳明脉、肩脉、耳脉、齿脉、【巨阴】脉、少阴脉、厥阴脉、臂巨阴脉、臂少阴脉、辰（脉）、巨阳之脉、少阳之脉、阳明之脉、泰（太）阴之脉、胃脉、（厥）阴之脉、少阴之脉、臂巨阴之脉、臂少阴之脉、【三】阳、气脉、三里、侠椎、肺俞、泉水
骨学词汇	骨、筋、肉、常（恒）山、枕、骨间、腜（枕）、臂上骨、胐（顀）、猒（厌）中、骭、骭骨、膑（髌）、内阴两骨、胻骨、髎、髀、宾（髌）、肌、阙（髎）、𩩲（厌）、上骨、两骨、骨留（瘤）
体表附属物词汇	发、莪（丛）毛、人发、毛、洫毛、须（须）、麋（眉）、映（睫）、豪（毫）毛、疌（睫）、左蚤（爪）、左麋（眉）、髪、蚤（爪）、（须）、肤、肌肤、奏（腠）、皮、据（肤）、腠理、被（皮）、走（腠）理、涅（理）、奏（腠）理、里（理）
人体生理病理产物词汇	黑子（痣）、乳（乳汁）、脓、汗、头脂、男子泊、男子恶、尤（疣）、弱（溺）、精汁、泉英、天将（浆）、神襦（雾）、精、灵路（露）、玉泉、钻白、农（脓）、乳汁

二、《说文解字》身体词汇整理

　　《说文解字》又称《说文》，汉人许慎（约公元 58 年—公元 147 年）著。该书从东汉永元十二年（公元 100 年）起撰，至建光元年（公元 121 年）定稿问世，历时二十二年。全书十五卷，收录小篆 9 353 个，重复 1 163 个字，创立 540 个部首，较为完备地收录了从先秦至汉代的汉字，是书对汉字进行了词义训诂，为训诂学奠定基础，是研究这一时期文献资料的重要参考材料。据统计，该书收录身体词汇约 144 个，义释较为简单，如"身，躬（躬）也。象人之身。从人声。凡身之属皆从身。失人切。"[1]

1.（汉）许慎.说文解字 [M].北京：中华书局，2013：167.

37

表 1-27　《说文解字》中的身体词汇

总述身体词汇	身、自、我、人、男、女、体、尸、脱、肥、臞、腴
体表词汇	百、页、面、首、足、跟、踝、胫、膺、背、胁、胠、臂、臑、肘、腹、肩、股、脚、胫、腓、颐、头、颜、颅、颠、颡、颈、颊、颌、项、乳、手、掌、拇、指、拳、跖、肫、胳、腋、脽、胯、掖、颔、颏、顅、领、颒、腨、胘、胲、睡、胝、髑、髅、髃、骭、髀、髋、硕、腾、额（额）、顀
脏腑词汇	胃、肾、肺、脾、肝、胆、胕、肠、膀、肾、皮、心、胪、脊
五官九窍词汇	目、眼、睑、眦、鼻、齿、龈、牙、舌、唇、脧、窍、空、胅、孔、腔、胗
经脉词汇	膻、脘
骨学词汇	肉、肌、筋、骨、骬、骼、肓、膏、肛、肋、肿、脢、骨、烦、膜、膘、胕、髆、踝、髌、骺、髋、骸、髅
体表附属物词汇	须、发、鬓、髦、眉、毛、頯、頯、额
人体生理病理产物词汇	肪、脂

三、《释名》身体词汇整理

《释名》[1]为东汉末期经学家刘熙（生卒年不详，约生于 160 年）所著。该书共 8 卷，27 篇，有"释形体"篇，专收身体词汇，主要从音和义进行解释，但对于身体词汇并未进行分类。据统计，收录身体词汇 113 个。

1.（汉）刘熙. 释名 [M]. 北京：中华书局，2016.

表 1-28 《释名》中的身体词汇

总述身体词汇	人、体、躯、形、身
体表词汇	胝、头、首、面、额、角、颊、颊、颐、辅车、牙车、颌、颊车、鑣车、立人、承浆、距、项、颈、胸、臆、膺、腹、脐、水腹、少腹、胁、肋、膈、腋、肩、甲、臂、肘、腕、掌、胝、手、节、背、脊、尾、腰、髋、臀、尻、髀、股、膝、脚、胫、腨、蹁、足、趾、蹄、踝、跟、踵
脏腑词汇	皮、肤、血、髓、心、肝、肺、脾、肾、胃、肠、胞、膀胱
五官九窍词汇	目、眼、瞳子、鼻、口、舌、齿、牙、耳、唇、吻、咽、喉、嗌、胡、阴
骨学词汇	骨、肌、肉、筋、膜
体表附属物词汇	毛、发、鬓、髦、眉、睫、髭、须、髯、爪
人体生理病理产物词汇	脓、汁、津、沴、汗

四、小结

　　相较于先秦诸子哲学，医学对于身体的关注首先是机体上的，这与医学的学科属性是分不开的，因此简帛医书中身体词汇就已经相当丰富。《说文解字》《释名》较简帛医书的成书时间稍迟，但均属先秦两汉时期的作品，因此将此二书的身体词汇亦作初步整理。从简帛医书的身体词汇与字书收录的身体词汇可以看出，简帛医书身体词汇更为丰富，这是由医学的专业性所决定的。字书中的身体词汇主要用于解释该词所指部位，而简帛医书中身体词汇除表部位外，部分词汇尚有具体论述，如《脉书》曰："夫骨者柱也，筋者束也，血者濡也，脉者渎也，肉者附也，气者呴也。"

　　从整体上言，简帛医书的身体词汇主要用于表结构，或用于具体的身体论述之中。从身体词汇的分类可以看出，除肉眼可见的身体外部词汇外，还有需要解剖才可看见的身体内部词汇，如脏腑词汇、骨学词汇，以及需要通过想象演绎的经脉词汇。因此认为我国早期医家已经进行了初步的解剖探索，正如《灵枢·经水》所言："若夫八尺之士，皮肉在此，外可度量切循而得之，其死可解剖而视之，其脏之坚脆，腑之大小，谷之多少，脉之长短，血之清浊，气之多少，十二经之多血少气，与其少血多气，与其皆多血气，与其皆少血气，皆有大数"，另《灵枢·肠胃》《灵枢·平人绝谷》对人体胃肠的大小、长度均有叙述。

　　所以说，简帛医书身体词汇反映了医学的专业性，主要是从身体结构

的角度对人体进行认识。从身体内部词汇看出，我国早期医学对解剖学有
一定的关注。然而，身体词汇只是进行身体观研究的基础工作，身体观主
要在于语言的表达和论述中，为此，本书"附录部分"选取主要身体词汇
作为检索词，将其所在的语句进行了辑录，以便研究。

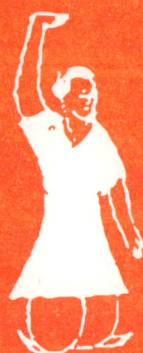

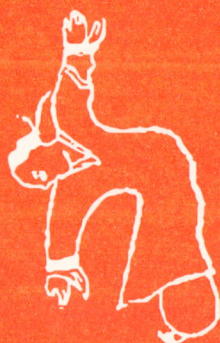

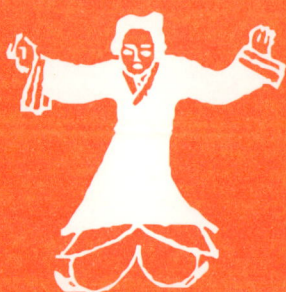

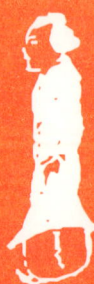

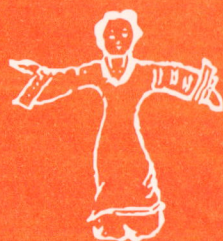

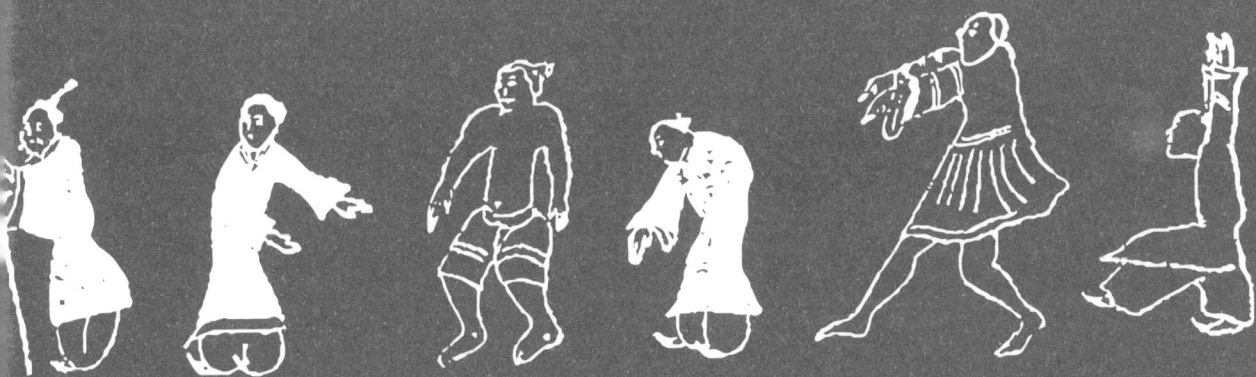

第二章

身体·语言

引言

张家山汉简《脉书》曰："夫骨者柱也，筋者束也，血者濡也，脉者渎也，肉者附也，气者响也"，早期医家通过对人体结构的观察，对骨、筋、血、脉、肉、气的功能进行比喻，用语言去论述我们的"身体"。

身体词汇主要是以名词的形式对身体的结构、生理、病理等进行命名，而对于身体的确切描述，词汇显然是不够的，这就需要通过语言进行论述，尤其是身体观的建构。简帛医书中对身体的论述主要包括：①人之生死的论述，主要是对于人的生死进行描述，主要见于养生学著作；②结构身体的论述，主要是身体的组成描述，主要见于《脉书》和养生学著作；③经络身体的论述，也就是身体的经络描述，主要见于经脉学著作；④疾病身体的论述，主要是对疾病的症状描述，主要见于方药学著作；⑤养生身体的论述，主要是对养生身体所具备的特征进行描述，主要见于养生学著作。

一、人之生死

目前出土简帛医书中，生育、房中、养生类文献是数量较多的一类，包括《胎产书》《十问》《合阴阳》《却谷食气》《养生方》等。先秦两汉时期，人口数量是国家兴旺富强的重要问题，因此，生育得到了相当的重视，这也可以解释为何《胎产书》《十问》等有关生育、养生类的文献要托以古代帝王与臣子之间的问答，以及房中之术为何得到医学的关注，而人的生死问题就是生育和养生所关注的基本命题。

（一）生命的起源

中国自古有"女娲抟土造人"的神话传说，《说文解字》说："娲，古之神圣女，化万物者也"，当然这仅是先人对于人类起源的一种想象。关于繁殖人口，《胎产书》中夏禹问幼频曰："我欲殖人产子，何如而有？"幼频回答说："故人之产也，入于冥冥，出于冥冥，乃始为人。"由此可见，生命起源的玄机在于"冥冥"二字之中。《说文解字》："冥，幽也。从日从六，冖声。日数十。十六日而月始亏，幽也。凡冥之属皆从冥。莫经切。"《广雅》卷第六《训释》："蒙蒙、冥冥、昧昧、晻晻，乌感，暗也。"可见，冥常作"幽暗"解。关于"冥冥"，《诗经·小雅·无将大车》："无将大车，维尘冥冥。"朱熹集传："冥冥，昏晦也。"冥冥作"昏暗貌"。《荀子·解蔽》："冥冥而行者，见寝石以为伏虎也，见植林以为后人也，冥冥蔽其明也。"

杨悰注："冥冥，暮夜也。"杨悰认为"冥冥"可解释为"黑夜、晚上"。人
类的繁衍需要男女交合而使女子受孕，"冥冥"则指男女在夜晚昏暗的环
境中进行交合，因此"入于冥冥，出于冥冥，乃始为人"当指男女行房而
孕育生命，"冥冥"隐喻男女交合。另《医心方》卷第廿二《妊妇脉图月
禁法第一》引《产经》[1]云："黄帝问曰：人生何如以成？岐伯对曰：人之
始生，生于冥冥，乃始为形。形容无有扰，乃为始收。"此处"冥冥"亦隐
喻男女交合，其可意译为：黄帝问，人是怎么形成的？岐伯说，生命的开
始，自男女交合，才有了人形。胚胎没有受到扰动，才能化为生命。

　　"冥冥"以男女结合的环境来隐喻男女交合即生命的起源，《十问》则
以"阴阳"来描述生命根于阴阳。《十问》："黄帝问于天师曰：万物何得而
行？草木何得而长？日月何得而明？"天师曰："尔察天地之情，阴阳为正，
万物失之而不继，得之而赢。食阴拟阳，稽于神明。"这一论述表明了"阴
阳为正"对于生命的重要性，"万物失之而不继，得之而赢"意指万物自
然包括人身，失于阴阳则无法继续生存，得于阴阳则可以兴盛有余。"食阴
拟阳，稽于神明"则说明服食阴气，效法天气是符合神明之道的。《素问·阴
阳应象大论》："阴阳者，天地之道也，万物之纲纪，变化之父母，生杀之
本始，神明之府也，治病必求于本。"同样论述了"阴阳"对生命的重要性，
是天地之道，万物纲纪。

　　《胎产书》以"冥冥"阐发生命起源于男女交合，《十问》则论述"阴
阳为正"对生命之生的重要性。

（二）生命的结束

　　生命的结束在简帛医书中以"死"言，《养生方》："三十□□：
□□□□天下☑（缺10字）宗，有气则产，无气则死，是☑（缺6字）"，
提出"无气则死"的观点，又曰："怒而不大者，肤不至也。大而不坚者，
筋不至也。坚而不热者，气不至也，肤不至而用则垂，筋不至而用则避，
气不至而用则惰。是以圣人必□□之。"此条论"阳痿"之病因，"气不至"
为其因之一，说明气对保证机体正常功能具有重要作用。《引书》则提出
"人不知爱气则多病易死"的观点，曰："人生于情，不知爱其气，故多病

1.《产经》为隋人所著，亡佚。主要见于《医
心方》中，现有何时希辑佚本，收录于《珍
本女科医书辑佚八种》（上海：学林出版社，
1984年）。

而易死。人之所以善瘚，早衰于阴，以其不能节其气也。能善节其气而实其阴，则利其身矣。贵人之所以得病者，以其喜怒之不和也。喜则阳气多，怒则阴气多，是以道者喜则急响、怒则剧吹以和之。吸天地之精气，实其阴，故能毋病。贱人之所以得病者，劳倦饥渴，白汗决绝，自入水中，及卧寒突[1]之地，不知收衣，故得病焉；又弗知响呼而除去之，是以多病而易死"，论述了气之于身体的重要性。

《武威汉代医简·第一类简》记录了"黄帝治病神魂忌"，曰："人生一岁毋灸心，十日而死；人生二岁毋灸腹，五日而死；人生三岁毋灸背，廿日死；人生四岁毋灸头，三日而死；人生五岁毋灸足，六日而死；人生六岁毋灸手，二日死；人生七岁毋灸胫，卅日而死；人生八岁毋灸肩，九日而死；人[此处有脱简]者与五岁同，六十至七十者与六岁同，七十至八十者与七岁同，八十至九十者与八岁同，九十至百岁者与九岁同，年已过百岁者不可灸刺，气脉一绝，灸刺者随针灸死矣。独[此处后疑有脱简]"，此文主要论述了针灸的禁忌，是指"神魂"在不同的年岁所处的位置不同而禁针灸，这与后世杨继洲《针灸大成》卷四《人身禁忌》所述具有一定的联系。"气脉一绝，灸刺者随针灸死矣"则说明了"气绝则人死"的观点。

"无气则死""人不知爱气则多病易死""气绝则人死"都明确了"气"对生命的重要作用，也说明了"气亡"就是生命的结束。因此，中国自古常用"断气"来表示死亡并不无道理。

二、结构身体

上文通过对简帛医书中身体词汇进行搜集整理，可以看出先秦两汉时期人们对身体结构的认识已经相当清晰，从而才有了如此丰富的身体词汇。单个身体词汇主要表达对身体结构的单一认识，这也是《说文解字》《释名》等字书对这些词汇解释简单的原因。目前已经公布的简帛医学文献主要以方药、养生、房中、诊断、经脉文献为主，但是综合论述身体结构的资料较为稀少。经脉是中医学对身体结构的重要发挥和论述，是中医学身体理论的一大特色，因此下文对"经脉身体"进行单独论述。

简帛医学文献对于身体结构的论述主要见于《脉书》中，曰："夫骨者杜也，筋者束也，血者濡也，脉者渎也，肉者附也，气者呴也"，这一论述认为人体以骨为柱，即骨头是支撑身体的柱子；以筋为束，即筋是束缚身体的绳子；以血为濡，即血液是濡润身体的汁液；以脉为渎，即脉是身体内部的沟渠；以肉为附，即肌肉是附着在身体上的东西；以气为呴，即气是身体吐纳呼吸的物质。骨为柱、筋为束、血为濡、脉为渎、肉为附、气为呴，主要从骨、筋、血、脉、肉、气的功能进行比喻，从而将身体进行了构建。其后基于身体六种物质的六大功能，同样从比喻的角度提出"六痛"，曰："故骨痛如斲（斫），筋痛如束，血痛如泣，脉痛如流，肉痛如浮，气动则扰"，即骨痛时如同柱子被折断，筋痛时如同被捆绑起来，血痛时如同被浸泡一样，脉痛时如同水在流淌，肉痛时如同漂浮一样，气痛如同吐纳被扰动，也是通过比喻描述了"六痛"的症状。对于此"六痛"，《脉书》又曰："夫六痛者皆存于身而人莫之知治，故君子肥而失其度，是谓筋骨不胜其任。其气乃多，其血乃淫，气血腐烂，百节皆沉，款甘末，反而走心。不此预治，且闻哭音"，此处列举"肥人"病因病机对六痛进行了说明，是对身体结构与功能的进一步论述。

《脉书》曰："夫流水不腐，户枢不蠹，以其动。动者实四肢而虚五脏，五脏虚则玉体利矣。"此文论述了身体的基本结构"四肢、五脏"的功能和养生。"流水不腐，户枢不蠹"出自《吕氏春秋·尽数》，常用作运动养生的论述，《脉书》亦引用这一名言以论运动能使四肢充实，令五脏血脉通畅，即所谓虚五脏，则身体通利，这与《素问·五脏别论》中"所谓五脏者，藏精气而不泻也，故满而不能实"所述一致，五脏不能实，故通过运动四肢而虚五脏。《脉书》在"实四肢而虚五脏"后则举了"乘车食肉者"，春秋以泻法治疗的例子，说明了身体脉象应保持平和，脉虚则当实之的治疗原则，说明了"脉"作为身体结构，能反映身体的内在情况。

三、经脉身体

中医学通过经脉所构建的身体体系是中医学的一大特色，经脉也因此成为了中医学认识身体的独特语言，成为中医学的重要基础理论之一。《灵枢》是传世文献中最早记录经脉理论的著作，但对于经脉理论的来源却难以考证，现出土经脉文献的发掘为研究中国早期经脉理论提供了文献依据，也让今人可以管窥当时医家对于经脉的认识过程。现出土的经脉医书有马王堆汉墓医书《足臂十一脉灸经》《阴阳十一脉灸经》（甲本）、《阴阳十一脉灸经》（乙本），张家山汉墓医书《脉书》中的《阴阳十一脉灸经》（丙本）。

《足臂十一脉灸经》《阴阳十一脉灸经》都认为身体由十一脉组成，比《灵枢》十二脉少了一脉。具体如下：

《足臂十一脉灸经》：足泰（太）阳脉、足少阳脉、足阳明脉、足少阴脉、足泰（太）阴脉、足厥阴脉、臂泰（太）阴脉、臂少阴脉、臂太阳脉、臂少阳脉、臂阳明脉；

《阴阳十一脉灸经》：（足）钜阳之脉、（足）少阳之脉、（足）阳明之脉、肩脉、耳脉、齿脉、（足）泰（太）阴之脉、（足）厥阴之脉、（足）少阴之脉、臂钜阴之脉、臂少阴之脉；

《灵枢·经脉》：肺手太阴之脉、大肠手阳明之脉、胃足阳明之脉、脾足太阴之脉、心手少阴之脉、小肠手太阳之脉、膀胱足太阳之脉、肾足少

阴之脉、心主手厥阴心包络之脉、三焦手少阳之脉、胆足少阳之脉、肝足
厥阴之脉。

通过比较可以看出，《灵枢》的十二脉较之于《足臂十一脉灸经》《阴
阳十一脉灸经》除多了一条"心主手厥阴心包络之脉"外，理论也更加成
熟，脏腑与经脉对应，支脉记录更加完善，经脉间形成回路等。除出土的
医书外，1993 年在四川绵阳双包山西汉墓、2012 年在四川成都老官山西
汉墓分别出土了漆人经脉模型，本书第三章将对漆人经脉模型与经络身体
进行论述，为避免重复，此节论述到此。

四、疾病身体

自有人类起，疾病就伴随而来，人类为应对疾病的侵袭，保障自身的健康和繁衍，逐步形成了一门专门的学问——医学，和一份救死扶伤的职业——医生，所以疾病很早就受到关注。早在我国殷商时代的甲骨文中，就已经有疾病的记载，至今至少已有三千多年了。疾病在身体上的表现被称为症状，中国早期医家通过对这些症状的观察，并把它们记录下来，从而为后世提供了经验参考。通过症状的描述而展现出来的身体就称之为疾病身体，此外，简帛医书中对于疾病有很多仅以病名记录，暂不作论述。疾病身体的描述是中医临床的第一步，它是中医四诊合参的结果，也是中医辨证思维的开始。将这些症状按中医思维进行分析、归纳，就是所谓的辨证与辨病，从而确立治法并开方处药，完成中医辨证论治。由于简帛医书有大量的文字缺失，因此，仅能对相对完整的疾病身体描述进行搜集整理。

（一）经脉病症

1. **足泰（太）阳脉** 病足小趾废，腨痛，卻（膝）挛，脽痛，产痔，腰痛，挟脊痛，囗痛，项痛，首痛，颜寒，产聋，目痛，鼽衄，数癫疾。诸病此物者，皆灸泰（太）阳脉。（《足臂十一脉灸经》）

2. **足巨阳脉** 是动则病，冲头痛，目似脱，项似拔，脊痛，腰似折，髀不可以运，腘如结，踹如裂，此为踝厥，是巨阳脉主治。其所产病头痛，耳聋，项痛，枕强，疟，背痛，腰痛，尻痛，痔，却（膝）痛，踹痛，足小趾痹，为十二病。（《阴阳十一脉灸经》）

3. **足少阳脉**　病足小趾次趾废，胻外廉痛，胻寒，膝外廉痛，股外廉痛，髀外廉痛，胁痛，头颈痛，产马，缺盆痛，瘘，聋，枕痛，耳前痛，目外眦痛，胁外肿，诸病此物者，皆灸少阳脉。（《足臂十一脉灸经》）

4. **足少阳脉**　是动则病，心与胁痛，不可以反侧，甚则无膏，足外反，此为阳厥，是少阳脉主治。其所产病，□□□，头颈痛，胁痛，疟，汗出，节尽痛，髀外廉痛。□痛，鱼股痛，膝外廉痛，振寒，足中趾痹，为十二病。及温。（《阴阳十一脉灸经》）

5. **足阳明脉**　病足中趾废，胻痛，膝中肿，腹肿，乳内廉痛，□外肿，颊痛，鼽衄，数癫，热汗出，脽瘦，颜寒。诸病此物者，皆灸阳明脉。（《足臂十一脉灸经》）

6. **足阳明脉**　是动则病，洒洒病寒，喜伸，数欠，颜黑，病肿，病至则恶人与火，闻木音则惕然惊，心惕然，欲独闭户牖而处，病甚则欲乘高而歌，弃衣而走，此为骭厥，是阳明脉主治。其所产病，颜痛，鼻鼽，颔颈痛，乳痛，心与胠痛，腹外肿，肠痛，膝跳，跗上痹，为十病。（《阴阳十一脉灸经》）

7. **足少阴脉**　病足热，踹内痛，股内痛，腹街、脊内廉痛，肝痛，心痛，烦心，咽□□□，舌坼，□瘅，上气，□□，数喝，默默嗜卧，以咳。诸病此物者，皆久灸足少阴脉。（《足臂十一脉灸经》）

8. **足少阴脉**　是动则病，悒悒如乱，坐而起则目䀮如无见，心如悬，病饥，气不足，善怒，心惕惕恐人将捕之，不欲食，面黯若地色，咳则有血，此为骨厥，是少阴脉主治。其所产病，口热，舌坼，嗌干，上气，噎，嗌中痛，疸，嗜卧，咳，喑，为十病。少阴之脉，灸则强食产肉，缓带，披发，大杖，重履而步，灸几息则病已矣。（《阴阳十一脉灸经》）

9. **足泰（太）阴脉**　病足大趾废，胻内廉痛，股内痛，腹痛腹胀，复□，不嗜食，善噫，心烦，善疛。诸病此物者，皆灸足泰（太）阴脉。（《足臂十一脉灸经》）

10. **足太阴脉** 是动则病，上走心，使腹胀，善噫，食则欲呕，得后与气则快然衰，是泰（太）阴脉主治。其所产病，□独，心烦，死，心痛与腹胀，死，不能食，不能卧，强欠，三者同则死。溏泄，死，水与闭同，则死，为十病。（《阴阳十一脉灸经》）

11. **足厥阴脉** 病腨搔，多溺，嗜饮。足跗肿，疾痹。诸病此物者，皆灸厥阴脉。皆有此五病者，又烦心，死。三阴之病乱，不过十日死。循脉如三人参春，不过三日死。脉绝如食顷，不过三日死。烦心，又腹胀，死。不得卧，又烦心，死。溏泄恒出，死。三阴病杂以阳病，可治。阳病背如流汤，死。阳病折骨，绝筋，而无阴病，不死。（《足臂十一脉灸经》）

12. **足厥阴脉** 是动则病，丈夫则㿉疝，妇人则少腹肿，腰痛，不可以仰，甚则嗌干，面骊，是厥阴脉主治。其所产病，热中，癃，㿉，偏疝，□□，为五病。五病有而心烦，死，勿治也。有阳脉与之俱病，可治也。（《阴阳十一脉灸经》）

13. **臂泰（太）阴脉** 心痛，心烦而噫。诸病此物者，皆灸臂泰（太）阴脉。（《足臂十一脉灸经》）

14. **臂巨阴脉** 是动则病，心彭彭如痛，缺盆痛，甚则交两手而战，此为臂厥，是臂巨阴之脉主治。其所产病，胸痛，脘痛，心痛，四末痛，瘕，为五病。（《阴阳十一脉灸经》）

15. **臂少阴脉** 胁痛。诸病此物者，皆灸臂少阴脉。（《足臂十一脉灸经》）

16. **臂少阴脉** 是动则病，心痛，嗌干，渴欲饮，此为臂厥，是臂少阴脉主治。其所产病，胁痛，为一病。（《阴阳十一脉灸经》）

17. **臂泰（太）阳脉** 臂外廉痛。诸病此物者，皆灸臂泰（太）阳脉。（《足臂十一脉灸经》）

18. **肩脉** 是动则病，嗌痛，颔肿，不可以顾，肩似脱，臑似折，是肩脉主治。其所产病，颔痛，喉痹，臂痛，肘外痛，为四病。（《阴阳十一脉灸经》）

19. **臂少阳脉** 产聋，颊痛。诸病此物者，皆灸臂少阳之脉。（《足臂十一脉灸经》）

20．**耳脉**　是动则病，耳聋浑浑焞焞，嗌肿，是耳脉主治。其所产病，目外眦痛，颊痛，耳聋，为三病。（《阴阳十一脉灸经》）

21．**臂阳明脉**　病齿痛。□□□□。诸病此物者，皆灸臂阳明脉。（《足臂十一脉灸经》）

22．**齿脉**　是动则病，齿痛，颇肿，是齿脉主治。其所产病，齿痛，颇肿，目黄，口干，臑痛，为五病及□□□□。（《阴阳十一脉灸经》）

23．**脉死**　凡三阳，天气也。其病唯折骨、裂肤，一死。凡三阴，地气也。死脉也，阴病而乱，则不过十日而死。三阴腐脏烂肠而主杀。凡视死征，□□五死，唇反人盈，则肉先死。龈腐齿长，则骨先死。面黑，目睘，视斜，则气先死。汗出如丝，傅（传）而不流，则血先死。舌陷，卵卷，则筋先死。五者遍有，则不活矣。（《阴阳脉死候》）

24．**脉疾**　夫流水不腐，户枢不蠹，以其动。动者实四肢而虚五脏，五脏虚则玉体利矣。夫乘车食肉者，春秋必溢，不溢则脉烂而肉死。脉盈而洫之，虚而实之，静则待之。（《脉书》）

25．**脉疾**　相脉之道，左□□□□□按之，右手直踝而簟之。它脉盈，此独虚，则主病。它脉滑，此独涩，则主病。它脉静，此独动，则主病。夫脉固有动者，骭之少阴，臂之巨阴、少阴，是主动，疾则病。此所以论有过之脉也，其余谨视当脉之过。治病之法，视先发者而治之。数脉俱发病，则择其甚者而先治之。（《脉书》）

（二）外科病症

1．**脓肿**　脓多而深者，上黑而大。脓少而深者，上黑而小。脓多而浅者，上白而大。脓少而浅者，上白而小。此不可不察也。有脓者不可灸也。（《脉法》）

2．**肿囊**　肿囊者，黑实囊，不去。（《五十二病方》）

3．**胻久伤**　胻久伤者痛，痈溃，汁如糜。（《五十二病方》）

4．**瘆**　瘆者，痈痛而溃。瘆居右，□马右颊骨；左，□马左颊骨……瘆者有牝、牡，牡高肤，牝有孔……瘆者，痈而溃。（《五十二病方》）

（三）内科病症

1. **伤痉** 痉者，伤，风入伤，身伸而不能屈。（《五十二病方》）

2. **癃** 癃，痛于胻及中，痛甚，溺□痛益甚，□□□□。（《五十二病方》）

3. **癃** 治诸癃：石癃出石，血癃出血，膏癃出膏，泔癃出泔，此五癃皆同药治之。（《武威汉代医简·第一类简》）

4. **久咳上气** 治久咳上气喉中如百虫鸣状卅岁以上。（《武威汉代医简·第一类简》）

5. **心腹大积** 治心腹大积上下行如虫状大痛。（《武威汉代医简·第二类简》）

6. **少气** 人病少气者，恶闻人声，不能视，而□☑。临食而恶臭。（《里耶秦简一》）

7. **肥而失度** 夫六痛者皆存于身而人莫之知治，故君子肥而失其度，是谓筋骨不胜其任。其气乃多，其血乃淫，气血腐烂，百节皆沉，款廿末，反而走心。不此预治，且闻哭音。（《脉书》）

8. **辟谷不良反应** 为首重、足轻、体疹，则呴吹之，视利止。（《却谷食气》）

（四）儿科病症

1. **婴儿索痉** 索痉者，如产时居湿地久，其肯直而口拘，筋挛难以伸。（《五十二病方》）

2. **婴儿病痫** 痫者，身热而数惊，颈脊强而腹大。（《五十二病方》）

3. **婴儿瘛** 婴儿瘛者，目系斜然，胁痛，息嘤嘤然，矢不化而青。（《五十二病方》）

（五）痔疮病症

1. **牡痔** 牡痔有赢肉出，或如鼠乳状，末大本小，有孔其中……牡痔居窍旁，大者如枣，小者如枣核者……牡痔之居窍廉，大如枣核，时痒时痛……（《五十二病方》）

2．**牝痔**　牝痔之入窍中寸，状类牛虮，三□□然，后而溃出血，不后上向者……牝痔有孔而弯，血出者……牝痔之有数窍，蛲白徒道出者……（《五十二病方》）

3．**朐痒**　痔，痔者其胅旁有小孔，孔兑兑然出，时从其孔出有白虫，其胅痛，爇然类辛状。（《五十二病方》）

（六）男科病症

1．**男子七疾**　白水侯所奏治男子有七疾方，何谓七疾？一曰阴寒，二曰阴痿，三曰苦衰，四曰精失，五曰精少，六曰囊下痒湿，□不卒，名曰七疾。令人阴□小，囊下痒湿，搔之，黄汁出☑行小便时难，溺□赤黄沾白□，便赤脓余酒□苦痛，膝胫寒，手足热，且烦卧不安床，涓目泣出，□白下常痛，温温下溜膀急□苏□□者□□阴□。有病如此，名为少伤。何已□□□尚□□伏下□已许□孙□内伤□其坐则应中☑见□□□惊□□酒大乐。久坐不起，□便不□。有病如此，终古无子。（《武威汉代医简·木牍》）

2．**男子七伤**　治东海白水侯所奏方，治男子有七疾及七伤。何谓七伤？一曰阴寒；二曰阴痿；三曰阴衰；四曰囊下湿而痒，黄汁出，辛痛；五曰小便有余；六曰茎中痛如淋状；七曰精自出，空居独怒，临事不起，起，死玉门中，意常欲得妇人，日甚者更而答轻，重时腹中痛，下溺膀胱。此病名曰内伤。（《武威汉代医简·木牍》）

（七）其他：《脉书》身体病症

病在头，脓为靆，疕为秃，痒为疕。在目，泣出为浸，脉蔽瞳子为脉浸。在目际，赤，为眣。在鼻，为鼽；其疕痛，为蠪食。在耳，为聋；其脓出，为浇。在唇，为□。在口中，靡，为篡。在齿，痛，为虫齲；其痛，为血齲。在齗，痛，为厘。

在喉中，痛，喉痹也。在面，疕，为疱。在颐下，为瘿。在颈，为瘘。在肩，为□。在腋下，为马。在背，痛，为王身。在掌中，为蜇。在身，颗颗然，□之不知人，为痹。在身，疕如疏，痒，为痂。在身，灸痛以行

身，为火疢。火疢，赤气也。在戒，不能溺，为闭；其塞人鼻耳目，为
马蛕。

在胃脘，痛，为隔中。在肺，为上气咳。在心胠下，坚痛，为□□
烝□。

在肠中，小者如马矢，大者如杯，而坚痛，摇，为牡瘕。在肠中，痛，
为血瘕。疛，其从脊胸起，使腹胀，得气而少可，气瘕也。其腹胗胗如肤
胀状，鸣如蛙音，膏瘕也。其夷约堕，上下不通，矢瘕也。在肠中，痛，
左右不化，泄，为溏瘕。

在肠，左右不化，为寒中。在肠，有脓血，篡、髀、尻、少腹痛，为
肠澼。食即出，为泄。左右血先出，为脉。肠热而渴，为寒中。

□□□□非时而血出，滴，为庮；其清，为浚。溺出白，如沐，
为白瘕。前出如拳，为暴。乳痈，为醉。字而肠痛，溺而痛，为血
□□□□□□□□□□□不能□右（？），为□。

囊痈，为血癞；其痈上下鸣，为肠癞。在篡，痛如枣，为牡痔；其痈
有空，汁出，为牝痔。在胻，疕，赤淫，为臁；其疕就就然，为潞。在踝
下，痛，为寝；在足下，为殿。

内瘅，身痛，眼爪黄，溺赤，为黄疸。身、面、足、胻尽盈，为肤胀。
腹盈，身、面、足、胻尽消，为水。身痛，面盈，为风。头、身痛，汗不
出而渴，为温。身寒热，渴，四节痛，为疟。身病痒，脓出，为瘙。四节
疕如牛目，眉脱，为疠。身时偾，沫出，羊鸣，□□□□见（？），不能息，
为瘛；反折，为痫。

五、养生身体

1. 上古：郭霭春注为远古，即人类生活的早期时代。见于郭霭春编著《黄帝内经素问白话解上》（中国中医药出版社，2012年）。

2. 黑发：本方缺文较多，文义无考。

中国自古就重视身体的养护，上至帝王，下至百姓都渴望能够长命百岁。《素问·上古天真论》言："余闻上古[1]之人，春秋皆度百岁，而动作不衰"，由此可见，我国很早就开始关注养生的问题。身体的养护即人体的长生之道，主要从养生的角度论述了健康的身体。简帛医书中养生身体的表现主要有：发黑肤泽、耳目聪明、身轻善行、性功能正常、力强寿长、气充精足等。

（一）发黑肤泽

头发乌黑、面肤光泽是健康身体的标志。中医理论认为"发为血之余"，《黄帝内经》认为发与肾的关系密切，发为肾之外候，头发能反映肾精的盛衰，而面色则与心相关联，肌肤则主要与肺、脾相关联。据马继兴考证，《养生方》记载二方治疗白发分别是：①二十一黑发[2]，黑发益气……八月为药；②二十二为醴，为醴：用石膏一斤少半，藁本，牛膝☒二斗，上□其汁，淳☒。阜阳汉简《万物》："□令白发复黑之"，虽然具体药名无考，但可见《万物》也记载了治疗白发的药物。另周家台秦简《病方》记载有生发的方子，曰："取新乳狗子，尽煮之。即沐，取一匕以骰沐，长发。"

关于面泽，《养生方》："十八除中益气，一曰：取细辛、干姜、菌桂、乌喙，凡四物，各治之。细辛四，干姜、菌桂、乌喙各二，并之三指撮，以为后饭。益气，又令人面泽。"以细辛、干姜、菌桂、乌喙四药合用，具有补益气力的功效，能令人面色光泽。关于肤泽，《十问》："君必食阴以为常，助以柏实盛良，饮走兽泉英可以却老复壮，曼泽有光。"曼泽，指肌肉润泽。《楚辞·大招》："曼泽怡面，血气盛只。"王逸注："肌肤曼致，面貌怡泽，血气充盛，身体强壮也。"此外，《养生方》中亦有方子能令人肤色亮丽，"麦卵[1]：有恒以旦毁鸡卵入酒中，前饮。明饮二，明饮三。又更饮一，明饮二，明饮三，如此尽四十二卵，令人强益色美"。

（二）耳目聪明

听觉和视觉是生命最重要的感知，人们需要靠眼睛去看，从而认识世界，靠听觉去听，分辨声音和语言。"耳目聪明"作为健康身体的标志，在简帛医书中有较多的论述，在《十问》黄帝与曹熬的对话中，曹熬说："接阴之道，必心塞葆，形气相葆。故曰：一至勿泻，耳目聪明。二至勿泻，音气高扬……"此与《合阴阳》"十动：始十，次二十、三十、四十、五十、六十、七十、八十、九十、百，出入而毋泻。一动毋泻，耳目聪明。再而音声彰……"以及《天下至道谈》"一动，耳目聪明。再动，声音彰。三动，皮革光……"所论相合。在《十问》黄帝与容成的对话中，容成说："昼息之志，呼吸必微，耳目聪明，阴阴喜气，中不溃腐，故身无疴……酒食五味，以志治气，目明耳聪，皮革有光，百脉充盈，阴乃口生，由是则可以久立，可以远行，故能寿长。"此二言均把耳目聪明作为健康身体的标志之一。

在《阴阳十一脉灸经》耳脉的描述中，"目痛耳聋"是耳脉之病的主要症状，曰："是动则病：耳聋浑浑焞焞谆，嗌肿，是耳脉主治。其所产病：目外眦痛，颊痛，耳聋，为三病。"而在《养生方》中则记述了一种酿药酒方可令人目明耳聪，《养生方》："二十五醪利中，一曰：为醪，细斩漆、节各一斗，以水五□□□□浚，以汁煮紫葳☑又浚。□曲、麦曲各一斗□□□，卒其时，即浚。□□□黍、稻□□水各一斗。并，沃以曲汁，滫之如恒饮。取乌喙三颗，干姜五，焦牡□，凡三物，咬□□投之。先置

1. 麦卵：马继兴对此方有按语："根据现代医学，生鸡蛋往往含有细菌、真菌或者寄生虫卵，特别是含有致病的沙门菌，这是必须引起重视的。"

1. 鱓鱼：即鳝鱼。

2.《神农本草经》："䗪蟲，味咸，寒。主血瘀瘕坚，寒热，破积聚，咽喉闭，内寒无子。"

3.《神农本草经》："防葵，味辛，寒。主疝瘕，肠泄，膀胱热结，溺不下，咳，逆，温疟，癫痫，惊邪狂走。久服坚骨髓，益气轻身。"

4. 白膫蛇：古代传说中一种能飞的蛇。

5. 雒：通"洛"。

□罋中，即酿黍其上，□汁均沃之，又以美酒十斗沃之，勿挠。□□□涂之。十一□熟矣，即发，勿釃，稍□□清汁尽，又以□□酒沃，如此三。而□□，以晡时饮一杯。已饮，身体痒者，摩之。服之百日，令目明，耳聪，末皆强，□□病及偏枯。"《胎产书》："四月而水授之，乃始成血。其食稻、麦、鱓鱼[1]、□□，以清血而明目"，讲述了孕妇怀胎四月食用稻、麦、鳝鱼具有清血、明目的功效。

上述分别从养生或服食可使人耳目聪明以及耳脉为病则导致目痛耳聋两个方面说明了耳目聪明是健康身体的重要标志。

（三）身轻善行

身轻是指人体自觉身体轻便舒快，而非体重轻的意思，与病者自觉沉重滞涩相对。善行是指人体腿脚便利，古人有"脚力"一词来说明人体是否强健，这是因为古代交通不便，所以善行也是健康身体的重要指标。《养生方》中载有二方具有"轻身益力"之功效，其一方文缺，一方曰"欲轻身者，取人所☑并□，以为后饭，春秋☑之各四斗与□□□养☑"。虽此二方中的具体药物因缺文无考，但仍可说明"轻身"作为健康身体的标志，为养生所关注。另《养生方》残片中亦有"轻身"一词。阜阳汉简《万物》曰："轻体以越山之云也。"在养生法方面，《天下至道谈》亦有"轻体"的论述，曰："令之复壮有道，去七损以振其病，用八益以贰其气，是故老者复壮，壮者不衰，君子居处安乐，饮食恣欲，皮腠曼密，气血充赢，身体轻利"，又曰："故善用八益，去七损，耳目聪明，身体轻利，阴气益强，延年益寿，居处乐长"，此二处亦把"身轻"作为健康身体的标志。

在善行方面，《养生方》中有走方，即令人健步之方，共有9个，还有急行方，即使人快步之方，共有2个。走第一方曰："䗪蟲[2]、防葵[3]、石韦、桔梗、紫葳各一小束，乌喙三颗，☑大□□□箁五寸，白膫蛇[4]若苍梗蛇长三四寸，若☑各治，并以蜜若枣脂丸，大如羊矢。五十里一食。阴菌出雒[5]☑七百。"马继兴译为："健步方：取䗪蟲、防葵、石韦、桔梗、紫葳各一小把，乌喙3个（此处断续缺12字的药名及其用量，其中当包括下面的阴菌一药），竹皮五寸，长三四寸的白膫蛇或苍梗蛇一条，或（此处缺 8 字），以上各药分别研末，混合后以蜂蜜或枣脂和丸，每丸大如羊矢。步行时每走五十里吃一丸。阴菌的产地在雒水的地方（下略）"，并指出"此方有活血解郁，补益阳气，清内热，利水道等作用"。疾行二方则为巫术方具有迷信色彩，如其一方曰"取牛车魯曩带之，欲疾，一约之"。另阜阳汉简《万物》有"蜘蛛令人疾行也""服乌喙百日令人善趋也""牛胆皙目可以登高也"的记载。

上述主要从养生的角度列举了"身轻善行"是人们养生之后身体健康的重要指标，说明"身轻善行"是身体精力旺盛的一种表现。

（四）性功能正常

简帛医书中有不少关于房中的文献，《合阴阳》《天下至道谈》为房中专书。《汉书·艺文志》曰："房中者，情性之极，至道之际，是以圣王制外乐以禁内情，而为之节文。"由此可见，当时社会对房中的重视，这当与人口发展，人们追求长生之法有关。虽然《合阴阳》《天下至道谈》中所论并不一定都符合现代科学，但是可以看出人们对房事养生的关注，《合阴阳》："昏者，男之精将。早者，女之精积。吾精以养女精，前脉皆动，皮肤气血皆作，故能发闭通塞，中府受输而盈。"指出在男女精气充沛的基础上房事养生可令人体内的闭塞开通，脏腑功能充实。另《养生方》中"老不起方"2 种、"不起方"1 种、"麦卵方"5 种、"益甘方"4 种、"用少方"2 种，《杂疗方》中"内加方"5 种、"约方"5 种等都是促进人体性功能的方子，如"益甘方"具有增强女子新陈代谢，促进阴道分泌阴液之功效，一方曰："□茯苓去滓，以汁肥㺅以食女子，令益甘中美。取牛魭[1]燔治之，□干姜，菌桂皆并□□□囊盛之，以醯[2]渍之，入中"；"用少方"用于治疗男子精液稀少，一方曰："男子用少而清☒雄二之血和丸，大如酸枣，以为后饭，治一即☒"。故性功能正常亦为健康身体之重要标志。

（五）力强寿长

中国古代作为农耕之国，生产、生活主要以人力为主，而力量作为身体强壮的象征，得到了早期医家的关注。在《养生方》中就有"治力方""益

1. 牛魭：《神农本草经》作"牛角䚡"，曰"下闭血，瘀血，疼痛，女人带下血"。

2. 醯：醋。

力方""轻身益力方""折角方"等使人力强的方子，如折角方曰："燔蝱[1]，治。裹其灰以□牛，可以翕□折角，益力"。阜阳汉简《万物》有"与菟丝也。使人倍力者以羊与龟"的记载。在《引书》中则有大量关于"力"的论述，这是因为导引的动作需要"力"来完成，"力"在导引中具有重要作用。所以说，力强亦是健康身体的标志之一。

身体健康者多长寿也，因此寿长也是健康身体的标志，这也是"养生"之所求也。《十问》王期与秦昭王的对话中，秦昭王问："寡人闻客食阴以为动强，吸气以为精明。寡人何处而寿可长？"王期以服气、服食、房中养生进行回答，最后说："神和内得，魂魄皇皇，五脏固博，玉色重光，寿参日月，为天地英"，也就是通过养生可使人延年益寿。《引书》载："春日，早起之后，弃水，澡漱，洒齿，呴，被发，游堂下，逆露之清，受天之精，饮水一杯，所以益寿也"，亦是对养生益寿的论述。《养生方》有"益寿方"3种，其一曰"治云母、消松脂，等，并以麦麴丸之，勿□手，令大如酸枣，□吞一丸。日益一丸，至十日。日后日捐一丸，至十日，日☒益捐□□□□□，令人寿，不老"，方中云母、松脂均为古代服食常见的药物。

（六）气充精足

中医理论认为气是构成人体、维持人体生命活动的最基本物质，人体脏腑、诸窍、精、气、血等都是由气聚而成的有形之质。[2]"气"在《黄帝内经》中得到了充分的论述，成为后世中医学"气论"的理论之源。在简帛医书中也有很多"气"的描述，如有食气、导气、益气、治气之说，均说明了健康身体必须气盛。关于食气，《却谷食气》曰："食气者为呴吹，则以始于卧与始兴"，即通过吹呴呼吸，进行吐故纳新，其时可选在睡觉前或者起床后。关于导气，《引书》曰："是以必治八经之引，吹呴呼吸天地之精气。伸腹折腰，力伸手足，軵踵曲指，去起宽宣，偃治巨引，以与相求也，故能毋病"，通过呼吸之法，将天地精气导入身体，进行导气修炼，就不会生病了。关于益气，《养生方》中有"除中益气方"17种，一方曰："春秋时取菀，阴干，治之。取冬葵种[3]，治，并之。三指撮☒益中"，本方以紫菀、冬葵子入药，具有补中益气之功效。关于治气，《十问》黄帝与

1. 燔蝱：虫类药名。

2. 中国大百科全书总编辑委员会，《中国传统医学》编辑委员会，中国大百科全书出版社编辑部. 中国大百科全书·中国传统医学 [M]. 北京：中国大百科全书出版社，1992：313.

3. 冬葵种：即冬葵子。《神农本草经》："味甘寒。主五脏六腑寒热，羸瘦，五癃，利小便，久服坚骨，长肌肉，轻身，延年。"

容成问答中，容成曰："善治气者，使宿气夜散，新气朝最，以彻九窍，而实六府"，善于治气者，可使陈旧之气于夜间排出体外，将新鲜之气于晨时吸入体内，从而将新气贯彻九窍，充实六腑。另《天下至道谈》曰："八益：一曰治气。二曰致沫。三曰知时。四曰畜气。五曰和沫。六曰积气。七曰待赢。八曰定倾。"

　　中医理论认为精是维系人体生长、发育和生殖的精微物质。[1] 精与气之间关系密切，《十问》黄帝与容成问答中，容成曰："故善治气抟精者，以无征为积，精神泉溢，吸甘露以为积，饮瑶泉灵尊以为经，去恶好俗，神乃流形。吸气之道，必致之末，精生而不缺，上下皆精，寒温安生？息必深而久，新气易守，宿气为老。新气为寿……朝息之志，其出也务合于天，其入也揆彼润满，如藏于渊，则陈气日尽，而新气日盈，则形有云光。以精为充，故能久长。"此文论述了练气聚精的方法与效果，最后明确"以精为充，故能久长"，说明健康身体要让精充全身，才能长寿。容成又曰："治气之精，出死入生，欢欣美谷，以此充形，此谓抟精。治气有经，务在积精，精盈必泻，精出必补。补泻之时，于卧为之。"此文指出练气之精要在于吐故纳新，情绪欢乐，食用美谷，如此才能使身体充实，也就是所谓了聚精，同时还提出"精满必泻，精泻必补"的观点，说明精足是健康身体的保证。另在《十问》黄帝与曹熬的对话中，曹熬曰："□□□□□取其精，待彼合气，而微动其形。能动其形，以致五声，乃入其精。虚者可使充盈，壮者可使久荣，老者可使长生。"

1. 中国大百科全书总编辑委员会，《中国传统医学》编辑委员会，中国大百科全书出版社编辑部. 中国大百科全书·中国传统医学 [M]. 北京: 中国大百科全书出版社，1992 : 226.

六、小结

从简帛医书对身体的论述可见，当时的医学不仅关注身体的疾病问题，对于人的生与死，以及身体的养护都有深刻的认识，尤其是对养生问题极为重视，如以"入于冥冥，出于冥冥，乃始为人"叙述生命的起源，以"无气则死""人不知爱气则多病易死""气绝则人死"论述生命的结束，指出养生的身体应当具备：发黑肤泽、耳目聪明、身轻善行、性功能正常、力强寿长、气充精足等身体特征。相较于《黄帝内经》而言，简帛医书对身体的论述更偏于结构的认识，而对身体功能的论述较少，如五脏六腑功能体系、精气血津液功能理论尚未建构，但是经脉体系已经初具模型，十一经脉的循行及其病症均有论述，但腧穴涉及较少，治以灸法为主。

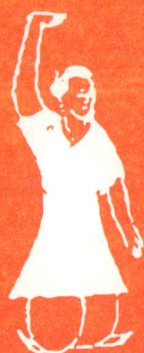

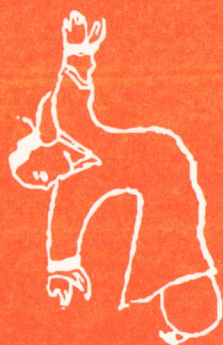

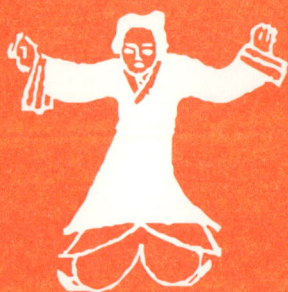

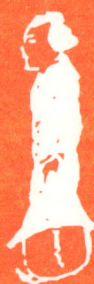

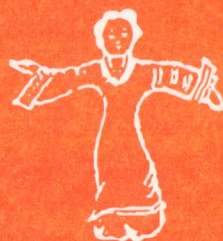

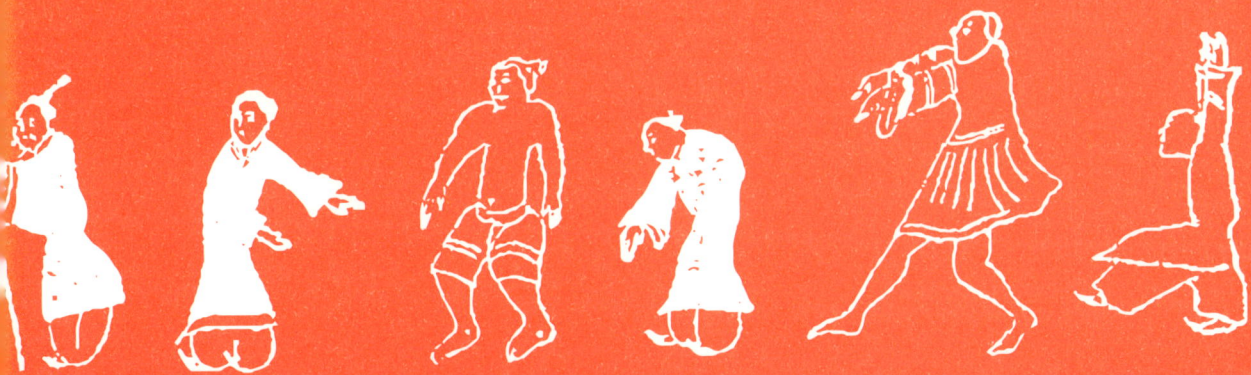

第三章

身体·图像

引言

马王堆汉简《导引图》用 44 幅人体动作图像描绘"导引"之法，早期医家通过身体动作配合呼吸天地之气，使人与天地感应相合以养生疗疾，用图像来刻画我们的"身体"。

身体图像是指以图像的形式展现人们对身体的认识，比起语言描述更加直观，同时也更具生动性。本书探讨的身体图像除简帛医书中所绘制的图像外，还包括 1993 年在四川绵阳双包山西汉墓出土的人体经脉漆雕和 2012 年在四川成都老官山西汉墓出土的经穴髹漆人像，此外，清华大学所藏战国竹简《筮法》中的"八卦人体图"与身体关系密切，遂一并论述。以下按图像所绘时间依次论述，分别为：①八卦人体图：见于清华大学藏战国竹简；②人字图四种：见于云梦睡虎地秦简《日书》甲种、马王堆帛书《胎产书》（帛书字体接近云梦睡虎地秦简，成书当在汉代以前）、北京大学藏西汉竹书、随州孔家坡汉墓《日书》；③女阴图：见于马王堆汉墓《养生方》（帛书字体接近云梦睡虎地秦简，成书当在汉代以前）；④导引图：即马王堆汉墓《导引图》（该图与《却谷食气》《阴阳十一脉灸经》合为一卷帛书，字体介于篆隶之间，抄写年代当在西汉初）；⑤绵阳双包山西汉人体经脉漆雕、成都老官山西汉经穴髹漆人像。

一、八卦人体图

1.清华大学新闻网.清华大学入藏战国
竹简[J].清华大学学报（自然科学版），
2008，48（12）：2064.

2.注：《清华大学藏战国竹简》第四辑共
收录竹简三篇即《筮法》《别卦》《算表》，
都是传世文献及以往出土材料所未见的
佚篇。

"2008年7月，清华大学入藏一批由校友捐赠、楚地出土的战国时代的珍贵竹简，约有2 100枚（包括残片），还有带有楚国风格纹饰的漆绘木简（装竹简的箱子）残部。这批竹简形制多种多样，简的长度最长的有46cm；最短的不到10cm，较长的简都是3道编绳。文字大多书写精整，多数至今仍非常清晰。这批竹简内涵丰富，以'经、史'类书籍为主，其中最重要的是位于六经之首的《尚书》，且其中很多篇都是佚篇，还有一篇编年体的史书，所记历史上起西周初，下至战国前期，与传世文献《春秋》经传、《史记》等对比，有许多新的内涵；此外，史书、礼书、乐书、与《周易》有关的书等，都是前所未见的。"[1]2013年《清华大学藏战国竹简（四）》[2]出版，"八卦人体图"就见于本辑《筮法》篇中，释读中将此图归入第二十四节，并命名为"卦位图、人身图"。该图可分为外八卦与内八卦，是目前八卦与人体对应的最早出土文献。外八卦图应为文王八卦图即后天八卦图，但"坎离"与后天八卦颠倒，主要表现身体与自然、空间的对应；内八卦亦为文王八卦，主要表现为八卦与身体部位的对应。

（一）内外八卦图

1. 内八卦的身体描述　内八卦是将八卦置于身体的部位中，是八卦与身体的具体对应。《易传·说卦传》："乾为首，坤为腹，震为足，巽为股，坎为耳，离为目，艮为手，兑为口。"张介宾解释说："以形体言之，则乾为首，阳尊居上也；坤为腹，阴广容物也；坎为耳，阳聪于内也；离为目，阳明在外也；兑为口，拆开于上也；巽为股，两垂而下也；艮为手，阳居于前也；震为足，刚动在下也。"（《类经图翼》）如图 3-1 所示，内八卦中"坤"和"离"的位置与《说卦传》相左，图中坤对应胸部，离对应腹部。但是《说卦传》在阐述离卦卦象的时候又说："离为火，为日，为电，为中女，为甲胄，为戈兵，其于人也为大腹……"即离为大腹也是可以的。若将巽卦对应看作大腿内侧，那从卦位的排列可以看出，身体外侧分布的均是阳卦——乾、坎、艮、震；内侧则是阴卦——兑、坤、离、巽，这与中医学认为身体"外为阳，内为阴"的观点相合。再从身体的左右对称来看八卦，如图 3-1 所示，可以看出八卦按"乾首—坎耳—艮手—震足—巽股—离腹—坤胸—兑口—乾首……"的次序循环运动，正与后天八卦的次序相同。

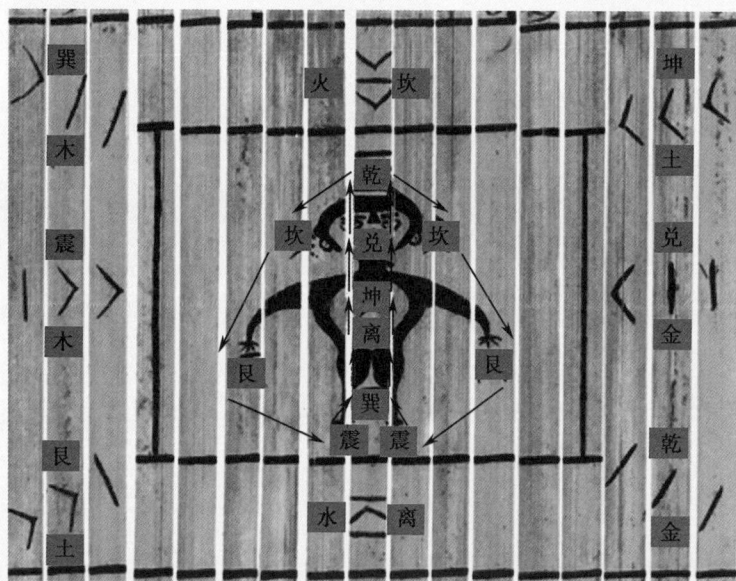

图 3-1　八卦人体图（清华简命名为"卦位图、人身图"）

2. 外八卦的位次排列　外八卦的次序为：东为震、东南为巽、南为坎、西南为坤、西为兑、西北为乾、北为离、东北为艮。图像四周的释文如下："东方也，木也，青色。奚故谓之震？司雷，是故谓之震。南方也，火也，

1.注：原版文字顺序为：上右描述"震"，上中描述"南"，上左描述"劳"，右描述"西"，左描述"东"，下右描述"兑"，下中描述"北"，下左描述"罗"。按出版的释文，进行重新编排，以便理解和阅读。

2.8次：当为9次，与"罗"出现次数相同。因《四季吉凶》中出现脱简，故计为8次。

赤色也。奚故谓之劳（坎）？司树，是故谓之劳（坎）。西方也，金也，白色。奚故谓之兑？司收，是故谓之兑。北方也，水也，黑色也。奚故谓之罗（离）？司藏，是故谓之罗（离）。"[1] 从方位上看，震东，坎南，兑西，离北；从五行上看，震木，坎火，兑金，离水；从颜色上看，震青，坎赤，兑白，离黑；从主管范围来看，震司雷，坎司树，兑司收，离司藏。若从季节上总结，则震为春（生），坎为夏（长），兑为秋（收），离为冬（藏）。综上可知，外八卦描述的是八卦在自然、空间中的位置。然而，这样的对应与后世却存有明显区别，即外八卦的次序与后天八卦的八卦方位有坎离颠倒之异，同时坎离的自然属性对应内容也出现互置。为何出现这一问题？应与当时医学对"身体"的认识有关，应将"外八卦"与"人身图"合在一起探考，而非将外八卦单独讨论。

（二）外八卦坎离探秘

1. 坎、离记述 全书关于卦符与卦名的对应出现在《天干与卦》和《卦位图、人身图》中，即："☵，袋（劳、坎）；☲，罗（离）"，坎、离卦符与后天八卦一致。《筮法》中有关男、女的筮卜，按推应与《说卦传》相同，以☵为坎，为中男；以☲为离，为中女，见于《得》《至》《娶妻》《雠》《见》《男女》等节中。现对全书中☵、☲的卦符，袋、罗的卦名进行统计，结果如表3-1所示：☵出现19次，☲出现26次。文字上，袋（劳、坎）出现8次[2]，罗（离）出现9次。在五行的配对上，《卦位图、人身图》中"坎"对应"火"，"离"对应"水"，这与后世流传的《周易》中"坎水、离火"正好相反。此外：①《雨旱》曰："金木相见在上，阴。水火相见在下，风。"按卦符可见，金指兑、木指巽、水指艮、火指坎。整理者注释为："据下文《卦位图》，本卦例上方兑在西方，属金，巽在东南，属木，是'金木相见在上'卦象；下方艮在东北，属水，坎在南方，属火，是'水火相见在下'卦象"。②《四季吉凶》曰："夏，袋（劳、坎）大吉；冬，艮罗（离）大吉"，认为夏应坎，冬应离，故而大吉，故坎为火，离为水。综上所述，《筮法》中有明确指出☵为坎，☲为离，而从《卦位图、人身图》《雨旱》《四季吉凶》中可以看出在这个时期，坎离的五行配属，为坎火、离水。

表3-1　《筮法》中"奈、云、袅、罗、水、火"的统计

内容／章节	死生	得	至	娶妻	见	咎	雨旱	男女	贞丈夫女子	小得	成	志事军旅	四季吉凶	卦位图、人身图	天干与卦	崇	地支与卦	爻象	合计
奈	5	3	1	1	1		2			2	1	1		1	1				19
云	6	5	1	1	2	1		1	1	4	1	1		1	1				26
袅（劳、坎）													3	2	1	1	1		8
罗（离）													4	2	1	1	1		9
火							1							1					2
水							1							1				1	3

1. 李学勤. 清华简《筮法》与数字卦问题
[J]. 文物, 2013,（8）: 66-69.

2. 廖名春. 清华简《筮法篇》与《说卦传》
[J]. 文物, 2013,（8）: 72.

3. 韩慧英. 试析清华简《筮法》中的卦气
思想 [J]. 周易研究, 2015,（3）: 36-46.

4. 王新春. 清华简《筮法》的学术史意义
[J]. 周易研究, 2014,（6）: 5-16.

5. 刘大钧. 读清华简《筮法》[J]. 周易研究,
2015,（2）: 5-9.

另如图 3-1 所示，"外八卦"中坎、离的位置也与后天八卦互置。

2. 坎、离互置　《易传·说卦传》说："离也者……南方之卦也……坎者……正北方之卦也。"关于坎离颠倒，李学勤说：我最初看到这幅卦位图，猜测是把数字卦这两者画错了。后来细绎简文全篇，才知道许多地方都同卦位图息息相关，图上的卦位并无误绘之处。例如论四季八卦所应吉凶的一节，劳（坎）对应南方的夏，罗（离）对应北方的冬。在卦位图的中央，又套绘了一幅人形的图像，人体的不同部位标示有经卦，这是所谓"近取诸身"。与《说卦传》相较，七卦都彼此相合，唯有离卦不在目而在腹下。差异又出离卦，不知与卦位图的特点间有没有联系？[1] 廖名春认为：《筮法》坎离颠倒，显得不成熟，远不如《说卦传》理论之系统、周延。从这一点看，其改造、出于《说卦传》的痕迹很明显。[2] 韩慧英指出：①坎，简文作"劳"。汉字发端于象形文字，故简文以劳为火有其合理性，且从方位上讲，处于北半球的中国越靠近南方，受到太阳的照射越多，所以劳为日，位南也说得通；②离，简文作"罗"。离在《系辞下》"作结绳而为网罟，以佃以渔，盖取诸离"中有渔网之象，在《说卦传》"离为鳖，为蟹，为蠃，为蚌，为龟"中有水物之象，故"离为水"亦有一定的道理。[3] 王新春认为：卦位图相当于《周易》系统的坎、离两卦的劳、罗位置的颠倒，原因不明，是否含有阴阳隐显涵摄、流转不定之意味，亦未可知。[4]

（1）医易体用关系转化：从内容上看，《筮法》是一本占筮之书，刘大钧认为此书应当是战国时代数术之士的作品。[5] 书中有不少卦象涉及人的生死、疾病、生育、男女等医学问题，而且上古时期巫和医之间存有密切关联，从医的繁体字"毉"即可看出，学界亦有"巫医"之说，因此"八卦人体图"应从"医易"的角度进行考虑。《易经》的八卦自然属性对应来自"取象思维"，从阴阳的属性来看，坎卦（☵）为外阴内阳，阴多阳少，即体为阴，取象重体，故以坎为水；离卦（☲）为外阳内阴，阳多阴少，即体为阳，取象重体，故以离为火。到了《易传》，八卦的运用出现重"用"，如《易传·系辞传下》曰："阳卦多阴，阴卦多阳。其何故也？阳卦奇，阴卦耦。其德行何也？阳一君而二民，君子之道也。阴二君而一民，小人之道也。"八卦除"乾、坤"二卦外，其他六个卦都有阴有阳，且比例都为一比二，判断阴卦和阳卦时，看的不是"二"而是"一"，即以少为用，"巽、离、兑"为阴卦，"震、坎、艮"为阳卦。又如六子卦亦以"用"为重，故坎为中男，离为中女。

"八卦人体图"中外八卦的"坎离"位置与后天八卦颠倒，但此时"坎离"的五行属性亦与后天八卦互置，☵（坎）为火，☲（离）为水，即以少为用。《素问·阴阳应象大论》中以"心"对应"火"，"肾"对应"水"，在解剖位置上，心居上，肾居下，正好与"坎火居上、离水处下"对应。另《说卦传》亦有"坎，为心病"的记载，亦体现了"重用轻体"的思维。若将外八卦换为后天八卦，即"离火居上、坎水处下"，虽也能与人体"心上、肾下"相应，但未体现出"重用轻体"的思维。外八卦以身体为中心，将"坎火居上、离水处下"，重卦之用，而轻卦之体，正与中医学"重用轻体"的发展趋势相合，体现了中医学从重视形体向重视功用的转变，是医易理论之先声。

（2）变易思维影响：易有三易，即不易、简易、变易，而变易的最直接体现就是"运动"，因此，坎离互置是否与卦的运动有关？其主要依据有两点：一是《筮法·至》曰："（震、离、坎、兑）至，四正之卦见，乃至。（艮、巽、乾、坤）其余易向，乃亦至。当日、不易向，昏闻不至。""易向"指出卦的位置是可以改变的。二是《筮法·乾坤运转》曰："凡乾，月夕吉；坤，月朝吉。坤晦之日逆乾以当巽；入月五日舍巽，乾坤当艮；旬乾、坤乃各返其所。"此文记述了一个月内乾坤在卦位上的运动，并具有一定的周期规律。以上两点虽未明确指出坎离的运动，但却说明了八卦是可以运动、变换位置的，因此坎离互置亦有可能是八卦的一种运动所致。

（三）八卦身体观

八卦人体图将人与八卦进行内外对应，外八卦中的坎离与后天八卦的坎离，不仅位置颠倒，而且水火对应亦为互置。总体而言，本图最大的特点就是将"八卦"与"人体"进行对应，通过对八卦"体用关系"的分析，结合医学理论，提出医易体用关系转化和变易思维影响的观点来解释坎离互置，认为这种互置体现了中医学从重视形体向重视功用的转变，是医易理论之先声，同时也有可能是由卦象的周期变易规律所引起，但具体运动规律仍待研究。内八卦与身体的对应是基于取象思维的认识，如乾为天，首居身体最高位，故乾卦对应首；又如身体外为阳卦，内为阴卦，即身体外表可见为阳，内里隐藏为阴，均体现了中医学"天人合一"的身体观念。

八卦人体图将身体与八种卦象结合，八卦作为易占的重要工具，而《筮法》又为占卜书籍，属于"数术"之学，古人占筮的内容亦包含了对"疾病""生死""生育"等身体问题的筮卜，因此这种将卦与身体对应是否与占筮有关？《筮法》第二十五节"天干与卦"、第二十七节"地支与卦"列出了卦与天干、地支的对应，而马王堆医书《胎产书》与几种日书中出现的"人字图"，是将身体与地支对应，是一种预卜新生儿命运的图像。目前尚未发现直接证据证明八卦人体图与占筮有关，故有待进一步考证。

二、人字图四种

目前已公布的出土简帛文献中共出现人字图四种，其中一幅出自简帛医书《胎产书》，另三幅则出自三种日书，即睡虎地秦简《日书》甲种、《北京大学藏西汉竹书》第六卷《日书》[1]和随州孔家坡汉墓《日书》。另《香港中文大学文物馆藏简牍》[2]当有一"人字图"[3]，因图片缺损过于严重，暂不讨论。关于《日书》的性质，李学勤认为："《日书》属于《汉书·艺文志》所列数术一类。王充《论衡》书中有《讥日》一篇，专对这种数术进行批评，他说：'世俗既信岁时而又信日，举事若病死灾患，大则谓之犯触岁月，小则谓之不避日禁。'篇中讲到'葬历''祭祀之历''沐书'及裁衣、工伎之书等等，均与秦简《日书》内容相应。可知《日书》是选择时日吉凶的数术"[4]。

（一）人字图内容

如图 3-2、图 3-3 所示，马王堆帛书《胎产书》破损严重，且缺图名，《北京大学藏西汉竹书》第六卷《日书》之"占产子图"尚未公布文字部分，故学界对《胎产书》人体图的修复主要以睡虎地秦简《日书》甲种之"人字图"作为参考。马继兴："今考之此二人形图与睡虎地秦墓出土竹简《日书》甲种所绘的'人字'图（即原编号第879—第883简）的形制基本全同，仅秦墓的人形图全部涂以黑色，其两上肢垂向下方，而本帛书的人形图未

1.《北京大学藏西汉竹书》一（2015 年）、二（2012 年）、三（2015 年）、四（2016 年）、五（2015 年）卷已于近年陆续出版，但第六卷即三种"日书"类的数术书和第七卷即包含 180 多种病方的医书尚未出版。本书所见《北京大学藏西汉竹书》日书·占产子图来于期刊《文物》2011 年第 6 期封页附图三。

2. 陈松长 . 香港中文大学文物馆藏简牍 [M]. 香港：香港中文大学出版社，2001.

3. 可参考晏昌贵《香港中文大学文物馆藏汉简〈日书〉中的"人"字》，该文收录于晏昌贵所著的《简帛数术与历史地理论集》商务印书馆，2010 年。

4. 李学勤 . 睡虎地秦简《日书》与楚、秦社会 [J]. 江汉考古，1985，（4）：60-64.

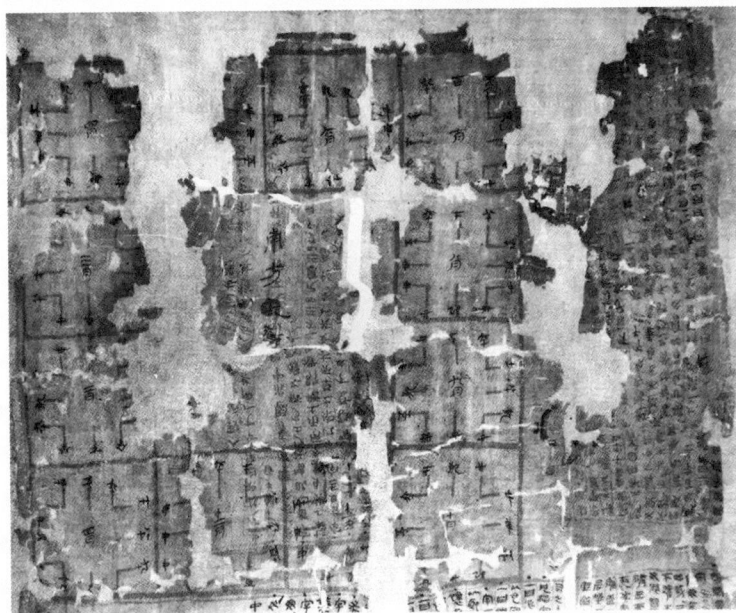

图 3-2　《胎产书》帛书全页，人字图位于右侧

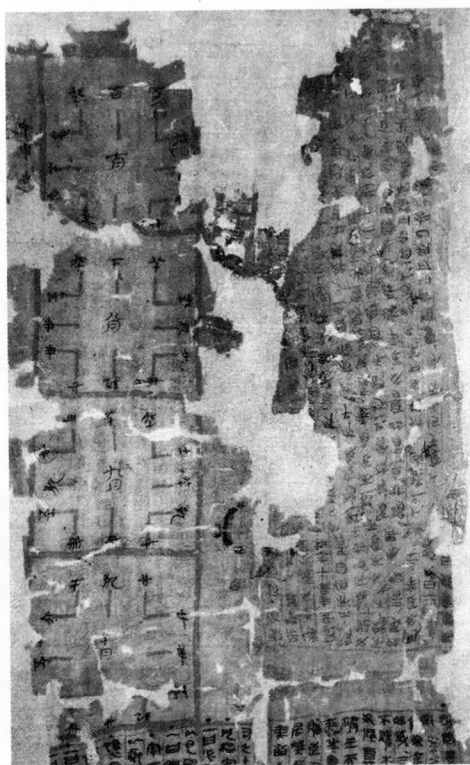

图 3-3　《胎产书》右侧，人字图破损严重

涂黑色，其两上肢向上方挺举为异。故今仍称本帛书的两人形图为'人字'图。"遂根据睡虎地"人字图"，1985 年马王堆汉墓帛书整理小组编《马王堆汉墓帛书（四）》对《胎产书》"人字图"进行修复工作，并绘制了复原图，如图 3-7 所示。2015 年马继兴《中国出土古医书考释与研究》作复原示意图，如图 3-8 所示。睡虎地秦简《日书》甲种之"人字图"附有文字曰："人字，其日在首，富难胜也。夹颈者贵。在奎者富。在掖者爱。在手者巧盗。在足下者贱。在外者奔亡。女子以巳字，不复字。"[1] 同样，如图 3-6 所示，《随州孔家坡汉墓简牍·日书》"人字图"的破损也很严重，《随州孔家坡汉墓简牍》："'人字'是我们拟定的篇题。本篇竹简残失严重，人字图无法复原"[2]，亦以睡虎地秦简《日书》甲种的人字图作为参考，未见文字说明。

1. 王子今. 睡虎地秦简《日书》甲种疏证 [M]. 武汉：湖北教育出版社，2003：288-289.

2. 湖北省文物考古研究所，随州市考古队. 随州孔家坡汉墓简牍 [M]. 北京：文物出版社，2006：177.

（二）人字图三种比较

因《随州孔家坡汉墓简牍·日书》中的人字图破损严重，遂不予比较。《胎产书》人字图（图 3-8）是结合睡虎地秦简《日书》甲种人字图（图 3-4）而复原，二图在外形上，睡虎地秦简《日书》甲种人字图中身体全涂黑色、双上肢下垂；在文字标注上，《胎产书》人字图的左边人体图标上了季节——秋、冬，头顶标"巳"字，睡虎地秦简《日书》甲种人字图的右边人体图"春"直接标于"辰"上，"夏"直接标于"寅"上而《胎产书》人字图春、夏标于人体头部上方的两侧。《北京大学藏西汉竹书》第六卷《日书》之"占产子图"（图 3-5）只有 1 个人体图，应为图 3-7、

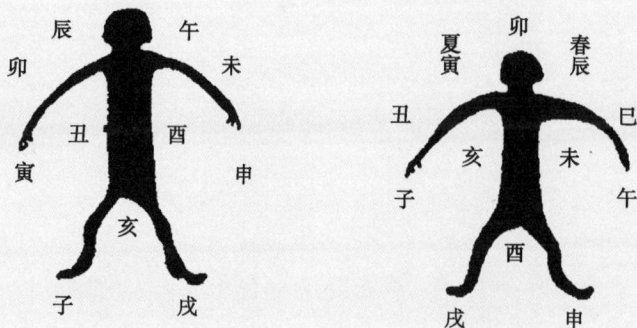

图 3-4　睡虎地秦简《日书》甲种之"人字图"

图 3-4 的右边人体图，在外形上，五官清晰，可见眼、耳、口、鼻、眉，除黑发外，全身涂以红色，双上肢亦下垂；在文字标注上，"春夏"上有一点，而且直接标于头顶"卯"字之上；在文字标注位置上，"丑巳"标于双肩，"寅辰"标于双耳，而图 3-7、图 3-4 的"丑巳"标于前臂，"寅辰"标于后臂。总体而言，三幅人体图"地支"标注的次序是一致的，只是在人形的涂色、上肢的方向、四季和少数几个地支的标注位置的差异。

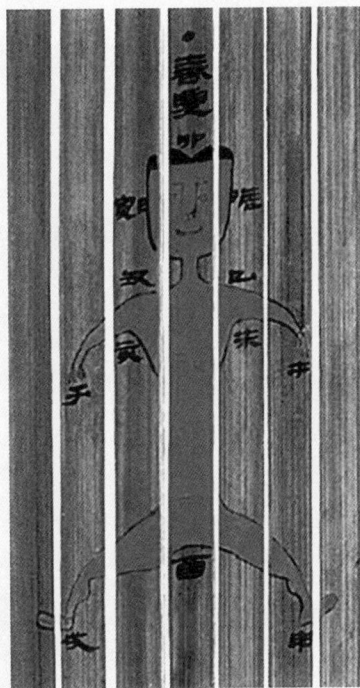

图 3-5　《北京大学藏西汉竹书》第六卷《日书》之"占产子图"

图 3-6　《随州孔家坡汉墓简牍·日书》"人字图"，破损严重

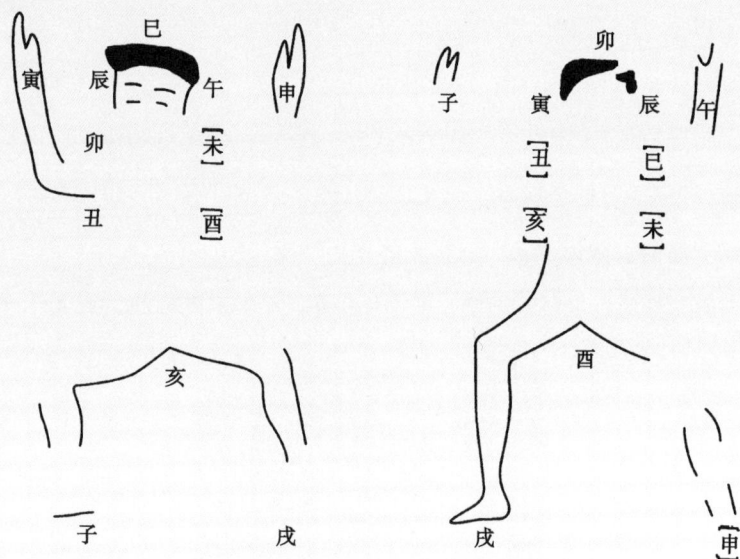

图 3-7 《胎产书》人字修复图

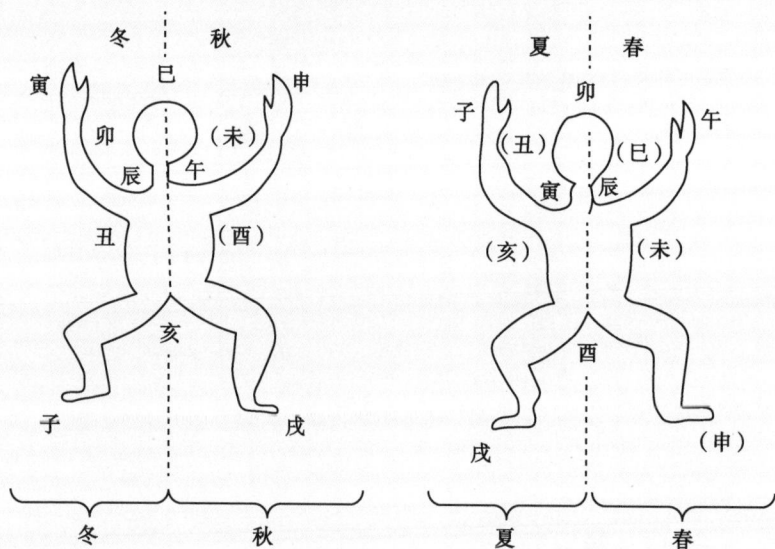

图 3-8 《胎产书》人字复原示意图

（三）人字图身体观

《日书》属于数术类书籍，关于数术，《汉书·艺文志》曰："凡数术百九十家，二千五百二十八卷。数术者，皆明堂羲和史卜之职也"，并列天文、历谱、五行、蓍龟、杂占、形法均属"数术略"，可见先秦至汉对数术之学的重视。《中国方术大辞典》："术数，古代方术的重要内容，又称'数

1. 陈永正. 中国方术大辞典 [M]. 广州：中山大学出版社，1991：22.

2. 冯友兰. 中国哲学史·上 [M]. 上海：华东师范大学出版社，2011：25.

术'。术，指方术；数，指气数、数理，即阴阳五行生克制化的数理。古人将自然界所观察到的各种变化，与人事、政治、社会的变化结合起来，认为两者有某种内在关系，这种关系可用术数来归纳、推理。于是，术数便用来推测个人，甚至国家的命运吉凶……后世把凡是运用这种阴阳五行生克制化的数理以行占卜之术的，皆纳入术数范围。如：星占、卜筮、六壬、奇门遁甲、相命、拆字、起课、堪舆、择日等皆为术数之类。"[1]

人字图多次见于《日书》之中，又被《胎产书》收录，可见，人字图在当时社会普遍流行。虽然说人字图作为一种预卜新生儿命运的工具，带有浓重的迷信色彩，但是它在一定程度上反映了先秦两汉时期人们对身体的认识，具有历史文化价值。这种认识是以新生儿的出生季节和生辰来确定其出生所处身体部位，并通过所处部位来预卜其命运，如"其日在首，富难胜也"即指新生儿出生日的地支与人字图头顶标记的地支相同，就是大富大贵之命，即说这人的财富是常人难以超过的。正如冯友兰说："宇宙间事物，古人多认为与人事互相影响。故古人有所谓术数之法，以种种法术，观察宇宙间可令人注意之现象，以预测人之祸福"[2]，人字图是古人以身体与四季、地支对应而绘制，体现了身体时位变化与自然的相互映照，可称之为数术身体观。

三、女阴图

女阴图（图3–9、图3–10）绘于马王堆汉墓《养生方》的最后，原无图名，马继兴称之为"女子外阴各部名称图"，因简帛医书中仅此一幅女阴图，遂本书简称之为"女阴图"。"女阴图"经复原后的完整图示见图3–11，李零据此内容也绘有一幅《牝户图》，见图3–12。简帛医书中有关房事养生的内容较多，《养生方》中亦有不少有关生殖方面的药方，如"老不起方"为治疗老年性阳痿的药方，"不起方"为治疗一般阳痿的药方，"益甘方"有促进女性阴道正常分泌的作用，等等。

（一）女阴图内容

2014年裘锡圭主编的《长沙马王堆汉墓简帛集成·六》经过对《养生方》帛书进行重新整理并指出："《养生方》一书抄写于一整幅帛卷上，目录抄写于卷首，正文在后"，这一新的研究成果终于解决了前人对于"《养生方》目录附于正文之后"的疑问，其实是由帛书折叠所致。2015年马继兴著《中国出土古医书考释与研究》下卷对本图进行复原，如图3–11所示，现可分辨出标有名称8处，依帛书残余，马继兴据《医心方》卷二十八《九法》第十二引《玄女经》和《天下至道谈》补出7个部位名称"付口、赤珠、琴弦、竽光、麦齿、臭鼠、谷实"。简帛医书另有两处载有较多女阴名称。一是《养生方》"三十无名方"载："一曰云石，二曰枯瓠，三曰濯昏，四

曰伏□，五曰□□。"二是《天下至道谈》载："一曰筳光。二曰封纪。三曰
鑴瓠。四曰鼠妇。五曰谷实。六曰麦齿。七曰婴女。八曰反去。九曰何寓。
十曰赤繳。十一曰赤珠。十二曰碜石。"可见，"女阴图"已经辨认出的词
汇中有五个亦见于《天下至道谈》，分别为"赤珠、筳光、麦齿、谷实"。

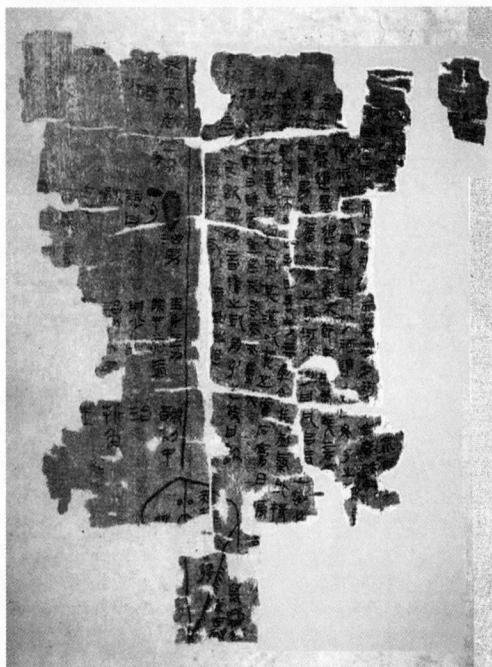

图3-9　《养生方》女阴图原图，位于帛书目录下方

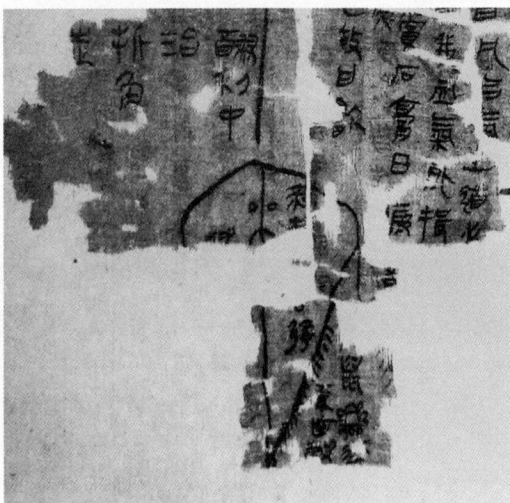

图3-10　《养生方》女阴图原图，破损近半

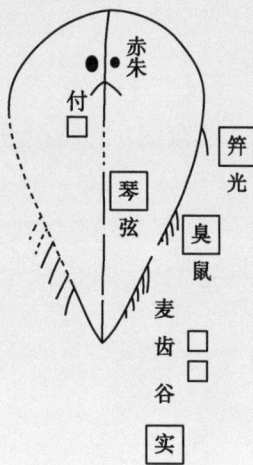

图 3-11 《养生方》女阴图复原示意图

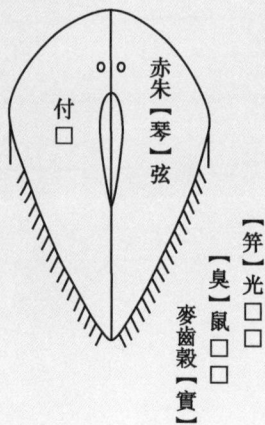

图 3-12 《牝户图》（李零绘）

1. 马继兴. 中国出土古医书考释与研究·下卷 [M]. 上海：上海科学技术出版社，2015：751.

2. 李零. 中国方术正考 [M]. 北京：中华书局，2006：324.

（二）女阴图身体观

女阴是女子的性器，亦是孕妇的产道，是房中养生和生育重点关注的器官，因此为医学所重视，并绘制了女阴图。从图上的名称可以看出，早期医家主要从结构的角度认识女阴，因女阴部位名称，尚未发现文字说明，马继兴从两个方面进行了考察："其一是根据女阴图上所绘示名称，可辨识出以下各名。相当于阴道口外上方两侧：赤珠。相当于阴道口两侧：付口；相当于外阴唇外侧，与阴道口相平处：笄光；相当于阴道口两侧下方：琴弦；相当于女阴内下方：前面为麦齿，后面为谷实。相当于女阴外下方：前面为臭鼠，后面名称不详。其二是根据前面所引古房中书佚文的片言只字，从旁推敲。如《洞玄子》佚文有：'深投丹穴，至于阳台'（《医心方》卷二十八第五）、'内于丹穴中'（《医心方》卷二十八第八）、'则丹穴津流'（《医心方》卷二十八第四）、'没至阳台中'（《医心方》卷二十八第十三）等，可知丹穴与阳台均系阴道内部位名称，而阳台更为深入，似相当于子宫颈口部。又如古佚书文中所称的玉门、玉户等称则均从《玄女经》《洞玄子》等佚文文意看出应均为外阴道口部。"[1]李零考证，"图 3-12 的九个名称，'赤朱（珠）'是阴蒂，'琴弦'是小阴唇，'付口'是大阴唇，皆见于外生殖器，故标于图的平面之内，其他六个名称是在阴道深处，故标于图的平面之外"[2]，他将简帛医书的女阴部位名称与《医心方》卷二八的《房内》引文进行比较，又与《素女妙论·浅深》比对，得出结论，如表 3-2 所示：

1. 中极：出自《合阴阳》。

表 3-2　女阴部位名称考证

马王堆房中书	《房内》引文	《素女妙论·浅深篇》	
赤朱（珠）[或赤毁]	赤珠（阴蒂）	红球（阴蒂）	
琴弦	琴弦（阴道深一寸）	琴弦（阴道深一寸）	浅
麦齿	麦齿（阴道深一寸）	菱（麦）齿（阴道深一寸）	
箄光	俞鼠（阴道深三寸）	妥溪（阴道深三寸）	
婴女	婴女（阴道深四寸）	玄珠（阴道深四寸）	深
谷实	谷实（阴道深五寸）	谷实（阴道深五寸）	
臭鼠	臭鼠（阴道深六寸）	愈阙（阴道深六寸）	
磩石 [或云石]	昆石（阴道深七寸）	昆（户）石（阴道深七寸）	太深
中极 [1]	中极（阴道深八寸）	北极（阴道深八寸）	

　　房中术是中国古代医学文化的重要组成，在出土医书中也有较大比重，可见古人对房中的重视。《汉书艺文志·方技略》曰："房中者，情性之极，至道之际，是以圣王制外乐以禁内情，而为之节文。传曰：'先王之作乐，所以节百事也。'乐而有节，则和平寿考。及迷者弗顾，以生疾而殒性命。"按李零所考，女阴图所见的名称指代女阴的深浅，应来自古人房中实践经验，从而将其记录并予以命名，以便于阐述房中养生之法，如"九浅一深之法"。《素女妙论·四至九到》曰："浅插九回，深刺一回，每一回以呼吸定息为度，谓之九浅一深法也。"又《合阴阳》有"十动""十节""十修""十已"等交合之法，体现了以数练功之学。对于房中术，李零说："与数术之学的背景有关，并从中派生出各种房中禁忌。"因此，女阴图不仅体现了早期医家对女性生殖器的结构认识，还将之与"数术"结合，体现了数术身体观的认知。

四、导引图

该图出土于马王堆汉墓，如图 3-13 所见，此图虽破损严重，但可分辨出本图共有 4 排，每排有 11 幅小人图（高约 9～12cm），且边上有简短文字说明，上 2 排比下 2 排破损严重。图 3-14 为该图的复原图。导引图以彩色绘制，图中人物有男有女，或穿衣，或裸上身（男子），每人均表达了一个运动姿势。马王堆汉墓帛书整理小组在 1979 年由文物出版社出版的《导引图》前言中说："一九七三年底，长沙马王堆三号汉墓出土了大批帛书，其中有一幅帛画，出土时放置在该墓东椁箱方盒（编号 57.长马 .M3:5）内，与《园寝图》折叠在一起，置于同在盒中的竹简《十问》等的侧下方，下半段泡浸在积水中，出土后已成残块。整理复原后，整幅帛高约 50cm，长约 140cm。帛的前段长 40cm，是两种古佚书，整理小组根据内容定名为《却谷食气》《阴阳十一脉灸经》（乙本）；帛书的后段长约 100cm，是一幅绘有四十四个各种人物的图像，定名为《导引图》。"并指出："根据墓葬年代（公元前 168 年）推断，图的绘制年代至晚在西汉初期，是迄今我国考古发现中时代最早的一件健身图谱。"[1]

1. 马王堆汉墓帛书整理小组 . 导引图（马王堆汉墓帛书）[M]. 北京：文物出版社，1979：11.

2. 马王堆汉墓帛书整理小组 . 导引图（马王堆汉墓帛书）[M]. 北京：文物出版社，1979：1.

（一）导引图内容

此图原无名称，唐兰提出"现存四十四图，其中三十图有题记，其中之一是'熊经'，跟《庄子》合，证明这是导引图"[2]。《庄子·刻意》云：

1. 裘锡圭. 长沙马王堆汉墓简帛集成 [M].
北京：中华书局，2014：15.

2. 原书为竖排繁体，今改为横排简体。

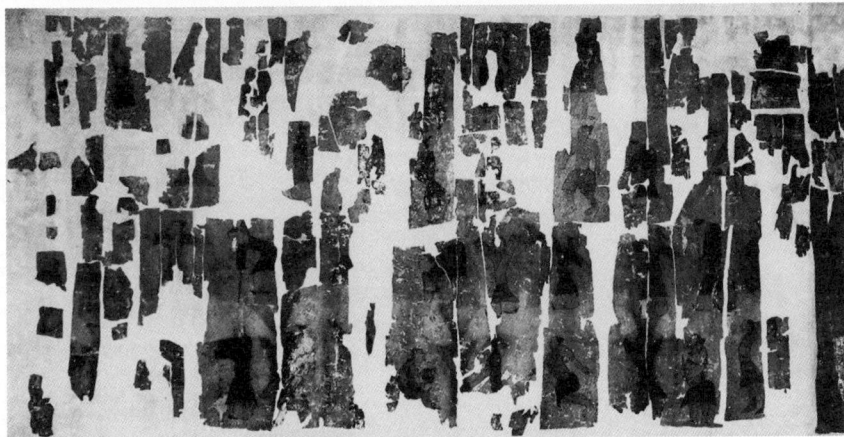

图 3-13　导引图

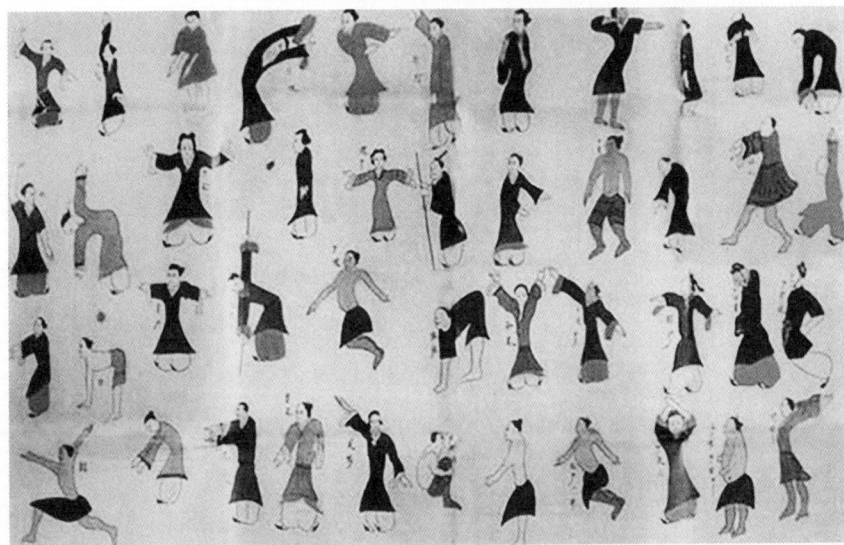

图 3-14　马王堆三号汉墓出土导引图复原图

"吹呴呼吸，吐故纳新，熊经鸟申，为寿而已矣。此道引之士，养形之人，彭祖寿考者之所好也。"故而命名为"导引图"。1983 年张家山汉墓《引书》出土，为《导引图》研究带来了可供参考的文献资料。李学勤说："《导引图》有图像而缺少说明，《引书》却有说明而没有图像，两者虽有异同，对照起来仍是相得益彰。"[1]

《长沙马王堆汉墓简帛集成（陆）·导引图》题记释文[2]中共考证出题记 26 个，具体如下：

第一行：6 折阴、8 螳螂；

第二行：13 痛明[1]、15 引癪（癥）[2]、18 腹中[3]、20 引聋、22 烦[4]；

第三行：23 引膝痛、24 引胠积、25 鹤口[5]、26 虎口引、27 龙登、28 俯欮[6]、29 引项、30 以杖通阴阳、31 摇肱[7]、32 伸[8]；

第四行：34 仰呼、35 沐猴讙引炅中、36 引温病、37 坐引八维、38 引痹[9]痛、40 猨[10]呼、41 熊经、42 蝇恳[11]、44 鹯[12]。

另《长沙马王堆汉墓简帛集成（陆）·导引图》附有残片，并指出："找到的残片中有四块残片（即头 3、躯干、手 2、足 3），一处也没有找到合适的位置。对此情况有两种解释：第一，这些残片不是《导引图》的残片；第二，《导引图》原来画的不止四十四个人。此两种解释似乎都不能完全否定，有待进一步研究。"

（二）导引身体观

导引源自《庄子·刻意》"吹呴呼吸，吐故纳新，熊经鸟申，为寿而已矣。此道引之士，养形之人，彭祖寿考者之所好也"，之后为历代养生家所重视。晋代李颐注《庄子·刻意》曰："导气令和，引体令柔。"唐代成玄英《南华真经注疏》卷第六《刻意第十五》注："斯皆导引神气，以养形魄，延年之道，驻形之术。"《淮南子·精神训》说："若吹呴呼吸，吐故纳新，熊经鸟伸，凫浴猿躩，鸱视虎顾，是养形之人也，不以滑心。"《抱朴子内篇·别旨》："或伸屈，或俯仰，或行卧，或倚立，或踯躅，或徐步，或吟，或息，皆导引也。"《补注黄帝内经素问·异法方宜论》："中央者，其地平以湿，天地所以生万物也众，其民食杂而不劳，故其病多痿厥寒热，其治宜导引按蹻，故导引按蹻者，亦从中央出也。"唐代王冰注之曰："导引，谓摇动筋骨，动支节。按，谓抑按皮肉；蹻，谓捷举手足……中人用为养神调气之正道也。"据考证[13]，隋代巢元方《诸病源候论》中载有导引法条目共 287 条，除去重复、高度相似动作及仅左右差异的动作进行合并，计171 条导引法。唐代慧琳《一切经音义》卷第十八在解释"按摩"一词时曰："凡人自摩自捏，伸缩手足，除劳去烦，名为导引。"宋代《圣济总录》卷第一百九十九《神仙服饵门·神仙导引上》："论曰：人之五脏六腑，百骸九窍，皆一气之所通，气流则形和，气戾则病，导引之法，所以行血气，

1. 痛明：马继兴《中国出土古医书考释与研究》下卷《导引图》作"痛目"。

2. 癪：马继兴《中国出土古医书考释与研究》下卷《导引图》作"癥"。指出"癪"通"癥"，意为癥疝，是疝气的一种。

3. 腹中：马继兴《中国出土古医书考释与研究》下卷《导引图》作"腹痛"。

4. 烦：马继兴《中国出土古医书考释与研究》下卷《导引图》作"引烦"。

5. 鹤口：马继兴《中国出土古医书考释与研究》下卷《导引图》作"鹤唳"。

6. 俯欮：马继兴《中国出土古医书考释与研究》下卷《导引图》作"俛厥"。

7. 摇肱：马继兴《中国出土古医书考释与研究》下卷《导引图》作"鹯飞"。

8. 伸：马继兴《中国出土古医书考释与研究》下卷《导引图》疑伸前脱一"鸟"字。

9. 痹：原作"脖"即"脾"，马继兴《中国出土古医书考释与研究》下卷《导引图》作"脾"。

10. 猨：通"猿"。

11. 蝇恳：马继兴《中国出土古医书考释与研究》下卷《导引图》作"龟恨"。

12. 鹯：马继兴《中国出土古医书考释与研究》下卷《导引图》疑鹯后脱一"视"字。

13. 代金刚.《诸病源候论》导引法研究 [D].北京：中国中医科学院，2014：26.

利关节，辟除外邪，使不能入也，传曰：户枢不蠹，流水不腐，人之形体，其亦由是，故修真之士，以导引为先。"可见，导引是医家和道家养生治病的重要方法之一。

导引即导气、引体，"导气令和，引体令柔"是说通过呼吸调整，令人体脏腑经络之气和顺；通过肢体运动，使人体动作灵活柔和，从而达到治病去疾和养生保健的目的。从《导引图》现存 26 图的题记也可以看出，这些运动姿势以引"疾"、养生为主，其中涉及疾病的有：13 痛明、15 引穨（癞）、20 引聋、22 烦、23 引膝痛、24 引胠积、35 沐猴讙引灵中、36 引温病、38 引痹痛；在养生方面主要通过模仿动物的姿势有：25 鹤□、26 虎□引、27 龙登、40 猨（猿）呼、41 熊经、42 蝇恳、44 鹞。《导引图》重新问世之后，1983 年底至 1984 年初湖北省张家山汉墓出土《引书》，从内容上讲《引书》亦为导引类著作，开篇教人要顺应四季的变化而进行养生，接着列举 30 多种导引术势的名称和方法，有利于人体的养生和疾病的治疗，最后对导引养生之道进行了总结。因此，可从《引书》的相关论述探讨导引身体观。

《引书》曰："人之所以得病者，必于暑湿风寒雨露，腠理启阖，食饮不和，起居不能与寒暑相应，故得病焉。是以春夏秋冬之间，乱气相薄遝也，而人不能自免其间，故得病。是以必治八经之引，吹呴呼吸天地之精气。伸腹折腰，力伸手足，軵踵曲指，去起宽亶，偃治巨引，以与相求也，故能毋病。"此文一二句指出人之得病，乃为人体不能与自然相应而致，尤其是四季更迭之时，天地之乱气不断迫及，而人生于此种环境而自身无法避免，就会生病。可见，此时医家已经认识到致病因素可来自于自然界，即人未能顺应自然以及四季交替之际的乱气所致。对于疾病的治疗，提出"八经之引"和"吹呴呼吸天地之精气"，即导引之术，具体动作有"伸腹折腰，力伸手足，軵踵曲指，去起宽亶，偃治巨引"，如此方可与天地相感应而勿病。所以说，导引是通过呼吸天地之精气，用引体即身体动作，如模仿动物的动作，将天地之精气导入体内，从而使身体与天地通过"气"而感应，达到祛疾养生的目的，体现了"天人相应"的身体观，即身体与自然的和谐。

五、绵阳双包山西汉人体经脉漆雕、成都老官山西汉经穴髹漆人像

宋代针灸之学兴盛，宋仁宗为正针灸舛谬，命医官王惟一铸造针灸铜人，至此之后针灸铜人作为教学和考试模型，为后代医学教育所沿用。针灸铜人制造工艺之精湛，宋代周密《齐东野语》曰："全像以精铜为之，脏腑无一不具。其外俞穴，则错金书穴名于旁，凡背面二器相合，则浑然全身，盖旧都用此以试医者。其法：外涂黄蜡，中实以水，俾医工以分折寸，按穴试针，中穴，则针入而水出；稍差，则针不可入矣。亦奇巧之器也。"然而针灸铜人并非针灸学史上的第一具针灸人体模型，早在汉代就有了经脉人体模型，即 1993 年在四川绵阳双包山西汉墓出土的"人体经脉漆雕"（图 3-15）、2012 年在四川成都老官山西汉墓出土的"经穴髹漆人像"（图 3-16），此外还有图 3-17 所示，河南南阳医圣祠出土的东汉"针灸女陶人"（因资料有限，暂不探讨）。

（一）漆人经脉模型概况

双包山和老官山出土的经脉模型，都为木质、髹黑漆的人体模型，因此二者可统称为漆人经脉模型。对于两个模型的命名，"双包山漆人经脉模型"参考了何志国《西汉人体经脉漆雕再考》中关于漆雕定名的论述，认为"西汉人体经脉漆雕"的命名较为合理，遂予以采用；"老官山漆人经

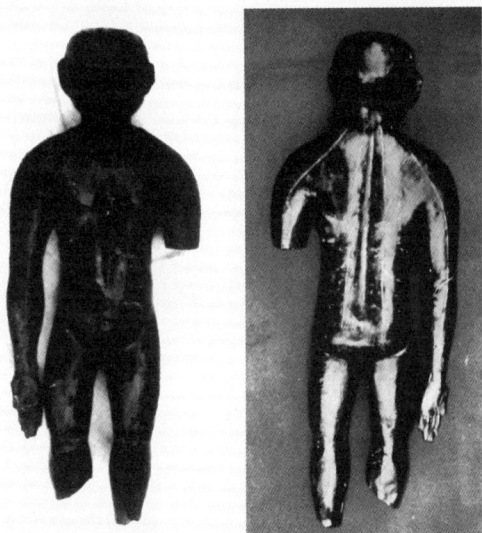

图 3-15　绵阳双包山西汉人体经脉漆雕

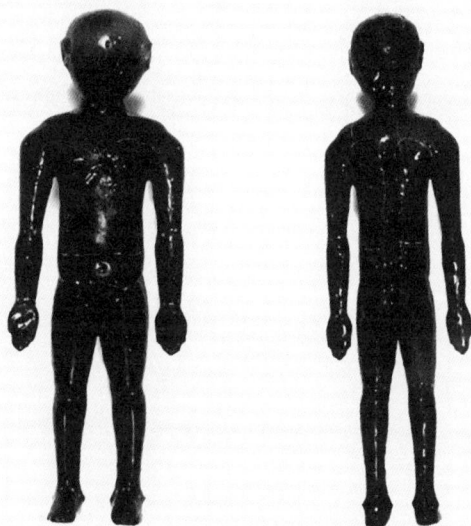

图 3-16　成都老官山西汉经穴髹漆人像　　　　　图 3-17　东汉针灸女陶人

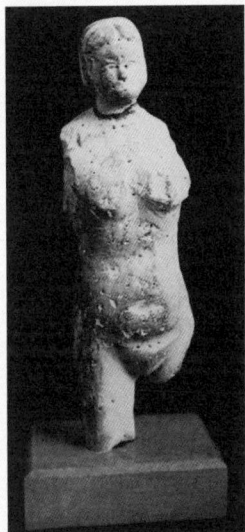

脉模型"则以学界第一篇系统论述此模型的论文即梁繁荣等撰写的《成都老官山出土经穴髹漆人像初探》为依据，并采用该文的命名，为"西汉经穴髹漆人像"。

"西汉人体经脉漆雕"于 1993 年出土于四川省绵阳市永兴镇双包山 2 号墓中，"其形状是直立人形的裸体圆雕，木胎，体表遍髹黑漆，高 28.1 厘米。较为奇特的是，模型体表绘红色线条数道。经考证辨识，这些红色线条当属经脉，它们分别是：手太阴脉、手少阴脉、手厥阴脉、手少阳脉、手太阳脉、手阳明脉、足太阳脉、足少阳脉、足阳明脉和督脉，共 10 脉"[1]。

"西汉经穴髹漆人像"于 2012 年出土于四川省成都市金牛区天回镇土门社区卫生站东侧（即老官山）3 号墓中，"该木人像为木胎髹漆，高约 14cm，五官位置造型准确，头与肢体结构比例协调。人像身体上用白色或红色描绘的经络线条和穴位点清晰可见，并在不同部位阴刻'心''肺''肾''盆'等小字……人像上标记的红色粗线共 22 条，均在身体两侧，呈左右对称纵向分布，每侧各 11 条。单侧 11 条红线中，正面 5 条，背面 4 条，侧面 2 条，其循行路线与《灵枢·经脉》所记载的十二经脉中的九条经脉较为相似……人像上还有阴刻的白色细线共 29 条，包括横行走向的 3 条、纵行分布的 26 条。其中横行走向的 3 条白色环线大致位于躯体前面的乳根水平、季肋水平和脐下 2 ～ 3 寸水平，皆大致绕身一周。其中，位于季肋水平的白色环线其循形路线与《难经·二十八难》记载的带脉的分布近似，可以视为带脉。其余 2 条还有待考证。纵行分布的 26 条经脉线的其中 1 条位于身体前面正中，其循行路线与《难经·二十八难》记载的任脉循行途径基本相同，可以视为任脉"[2]。

（二）经脉循行比较

人体经脉循行的构建标志着中医经脉理论和经脉身体框架的基本形成。以下将对《灵枢》《足臂十一脉灸经》《阴阳十一脉灸经》"双包山人体经脉漆雕""老官山经穴髹漆人像"的经脉循行进行比较（表 3–3 ～表 3–17）。其中《灵枢》以人民卫生出版社出版的"梅花本"即明代赵府居敬堂刊本《灵枢经》为参考；《足臂十一脉灸经》《阴阳十一脉灸经》以马继兴《中国出土古医书考释与研究》下卷中的二本为底本，该《阴阳十一脉灸经》是在文字保存最完整的丙本的基础上，以甲、乙本为校本校注而成，遂以此二本为参考；"双包山人体经脉漆雕"以马继兴所撰《双包山西汉墓出土经脉漆木人型的研究》[3]为参考；"老官山经穴髹漆人像"以目前已公布的研

1. 何志国. 我国最早的人体经脉模型的发现与研究 [J]. 文物天地, 2000, (3): 46–48.

2. 梁繁荣, 曾芳, 周兴兰, 等. 成都老官山出土经穴髹漆人像初探 [J]. 中国针灸, 2015, 35 (1): 91–93.

3. 马继兴. 双包山汉墓出土的针灸经脉漆木人形 [J]. 文物, 1996, (4): 55–65, 98.

1. 梁繁荣，曾芳，周兴兰，等 . 成都老官山出土经穴髹漆人像初探 [J]. 中国针灸，2015，35（1）：91-93.

2. 印帅，程施瑞，曾芳，等 . 从成都老官山汉墓髹漆人像看足阳明经脉循行演变 [J]. 辽宁中医杂志，2017，44（1）：71-73.

3. 邱科，周兴兰，孙睿睿，等 . 从西汉出土经穴髹漆人像看手厥阴经脉的循行演变 [J]. 中国中医基础医学杂志，2016，22（10）：1372-1373，1390.

究成果：《成都老官山出土经穴髹漆人像初探》[1]《从成都老官山汉墓髹漆人像看足阳明经脉循行演变》[2]《从西汉出土经穴髹漆人像看手厥阴经脉的循行演变》[3]为参考。

表 3-3　手太阴脉

《灵枢·经脉》	中焦—大肠—胃口—膈—肺—肺系—腋下—臑内—肘中—臂内上骨下廉—寸口—鱼—鱼际—大指之端 支：腕后—次指内廉
《足臂十一脉灸经》	（臂）筋上廉—臑内—腋内廉—心
《阴阳十一脉灸经》	手掌中—臂内阴两股之间—上骨下廉—筋之上—臂内阴—心中
双包山人体经脉漆雕	颜面部口吻角—颊下部，耳根直下方—侧颈部—肩部—肱部—肘部—前臂部—腕部—拇指外廉—拇指外端 支：腕部—拇指内廉—拇指内端 支：腕部—食指外廉—并入手阳明脉
老官山经穴髹漆人像	红色粗线：与《灵枢·经脉》差别明显 白色细线：与《灵枢·经脉》大致相似

表 3-4　手阳明脉

《灵枢·经脉》	大指次指之端—指上廉—合谷两骨之间—两筋之中—臂上廉—肘外廉—臑外前廉—肩—髃骨之前廉—柱骨之会上—缺盆—肺—膈—大肠 支：缺盆—颈—颊—下齿—口—人中—鼻孔
《足臂十一脉灸经》	中指尖—骨上廉—臑外廉—枕—口
《阴阳十一脉灸经》	次指与大指—臂上廉—肘中—臑—颊—齿中—鼻
双包山人体经脉漆雕	颜面部目外眦角—额角—颞部耳上方—颞部耳后方—侧颈部—肩部—肱部—肱部下方—肘部—前臂上方—前臂中下部—手腕、掌部—食指根部—食指外侧端 支：前臂中下部—前臂下部—并入手太阳脉
老官山经穴髹漆人像	红色粗线：与《灵枢·经脉》相近 白色细线：与《灵枢·经脉》描述的起点相似，但该线左右刻画不对称，与手阳明经脉循行差距较大

表 3–5　足阳明脉

《灵枢·经脉》	鼻之交頞中—鼻外—上齿—口—唇—承浆—颐后下廉—大迎—颊车—耳前客主人—发际—额颅 支：从大迎—人迎—喉咙—缺盆—膈—胃—脾 直：从缺盆—乳内廉—脐—气街 支：起于胃口—腹里—气街—髀关—伏兔—膝膑中—胫外廉—足跗—中指内间 支：下廉三寸—中指外间 支：别跗上—大指间
《足臂十一脉灸经》	胕中—膝中—股—少腹—乳内廉—嗌—口—鼻
《阴阳十一脉灸经》	骭骨之外廉—膑—鱼股之外廉—乳—颊—目外廉—颜
双包山人体经脉漆雕	颜面部目下正中—颧部—口吻角—前颈部—胸部—上、下腹部—腹股沟正中—股部—膝髌部—小腿部—足背部—足中趾端
老官山经穴髹漆人像	红色粗线：与《灵枢·经脉》大致相同，分布于下肢、腹、胸、头部 白色细线：小趾次趾—上足跗—胫外廉—膝髌—股前—气街—小腹—乳内廉—咽喉—环唇—鼻。左右循行基本对称，各只有一条主干，并无支脉。左侧与红色粗线几乎完全重合，右侧仅在腹部略有分歧

表 3–6　足太阴脉

《灵枢·经脉》	大指之端—指内侧白肉际—核骨后—内踝前廉—腨内—胫骨后—膝骨内前廉—腹—脾—胃—膈—咽—舌本—舌下 支：复从胃—膈—心中
《足臂十一脉灸经》	大趾内廉骨际—内踝上廉—胻内廉—膝内廉—股内廉
《阴阳十一脉灸经》	胃—鱼股之阴下廉—腨上廉—内踝之上廉
双包山人体经脉漆雕	无
老官山经穴髹漆人像	红色粗线：与《灵枢·经脉》大致相同，分布于下肢、少腹部 白色细线：与《灵枢·经脉》大致相同，左侧与红色粗线几乎完全重合，右侧缺失的白色细线是否为红色粗线掩盖还是本身缺失，有待考证

表 3-7　手少阴脉

《灵枢·经脉》	心中—心系—膈—小肠 支：从心系—咽—目系 直：复从心系—肺—腋下—臑内后廉—肘内—臂内后廉—掌后锐骨之端—掌内后廉—小指之内侧
《足臂十一脉灸经》	筋下廉—臑内下廉—腋—胁
《阴阳十一脉灸经》	臂两骨之间即下骨上廉，筋之下—臑内阴—心中
双包山人体经脉漆雕	前颈部—锁骨内上方—腋部—肱部—肘部—前臂部—腕部—手掌—小指屈侧端
老官山经穴髹漆人像	红色粗线：与《灵枢·经脉》差别明显 白色细线：与《灵枢·经脉》大致相似

表 3-8　手太阳脉

《灵枢·经脉》	小指之端—手外侧—腕—踝中—臂骨下廉—肘内侧两筋之间—臑外后廉—肩解—肩胛—肩上—缺盆—心—咽—膈—胃—小肠 支：从缺盆—颈—颊—目锐眦—耳中 支：颊—顺—鼻—目内眦—颧
《足臂十一脉灸经》	小指—骨下廉—臑下廉—肩外廉—项—□□—目外眦
《阴阳十一脉灸经》	耳后—肩—臑外廉—臂外—腕上—手背
双包山人体经脉漆雕	肱部下方—肘部—前臂部—前臂下部—手腕部—手背部—小指外端
老官山经穴髹漆人像	红色粗线：与《灵枢·经脉》有些相似 白色细线：与《灵枢·经脉》"出肩解、绕肩胛"的描述相符，但不与红色粗线重合

表 3-9　足太阳脉

《灵枢·经脉》	目内眦—额—巅 支：从巅—耳上角 直：从巅—脑—项—肩髆内—脊—腰中—脊—肾—膀胱 支：从腰中—脊—臀—腘窝 支：从髆内左右—胛—脊内—髀枢—髀外后廉—腘中—腨内—外踝后—京骨—小指外侧
《足臂十一脉灸经》	外踝娄中—腨—郄 支：—下胛 直：—臀—脊—项—头 支：—颜下—耳 直：—目内眦—鼻

《阴阳十一脉灸经》	踵、外踝娄中—郄中—臀—厌中—脊—项—头角—颜—頯—目内廉
双包山人体经脉漆雕	颜面部鼻孔外侧—目内眦—眉内端—头顶部—项部—背部—腰部—臀部正中线—股部—膝腘窝—小腿部—足跟—足跟下方 支：腰部—侧腹部—并入足少阳脉
老官山经穴髹漆人像	红色粗线：与《灵枢·经脉》大体相似 白色细线：与《灵枢·经脉》第一侧线、第二侧线形似，其中与红色粗线在第一侧线下肢部几乎完全重合，腰部以上却并不重合

表 3-10　足少阴脉

《灵枢·经脉》	小指之下—足心—然骨之下—内踝之后—跟中—腨内—腘内廉—股内后廉—脊—肾—膀胱 直：从肾上—肝—膈—肺—喉咙—舌本 支：从肺出—心—胸中
《足臂十一脉灸经》	内踝娄中—腨—郄—股—腹—脊内上廉—肝—肱—舌本
《阴阳十一脉灸经》	内踝之外廉—腨—郄中央—脊之内廉—肾—舌本
双包山人体经脉漆雕	无
老官山经穴髹漆人像	红色粗线：与《灵枢·经脉》大体相似 白色细线：与《灵枢·经脉》略同，分布于下肢，到达肛门附近，与红色粗线近乎完全重合

表 3-11　手厥阴脉

《灵枢·经脉》	胸中—心包络—膈—三焦 支：胸—胁—下腋三寸—臑内—肘中—臂—两筋之间—掌中—中指端 支：别掌中—小指次指端
《足臂十一脉灸经》	无
《阴阳十一脉灸经》	无
双包山人体经脉漆雕	头顶部正中线略前方—分为左右二支—在头部与足太阳脉交叉—再次与手少阳脉交叉—再次与手少阳支脉交叉—颧部的耳前方—耳下部—侧颈部—肩部前上方—肱部—肘窝部正中—前臂—腕部—手掌心—中指屈侧—中指内侧端

老官山经穴髹漆人像	红色粗线：与《灵枢·经脉》差别明显 白色细线：中指内侧—掌中—腕—臂—行太阴少阴之间—交出手太阴之前—肘—臑内—腋前—胸前臂—左之右，右之左—（心包）。左右略有不对称，重要在于与手太阴相交的部位不同，左侧经脉与手太阴在肘部相交，右侧经脉与手太阴在肘上相交，经脉在胸前左右相交止于胸中

表3-12 手少阳脉

《灵枢·经脉》	小指次指端—两指之间—手—腕—臂外两骨之间—肘—臑外—肩—缺盆—膻中—心包—膈—三焦 支：膻中—缺盆—项—耳后—耳上角—颊—颛 支：耳后—耳中—耳前—客主人—颊—目锐眦
《足臂十一脉灸经》	中指—臂上骨下廉—耳
《阴阳十一脉灸经》	手背—臂外廉两骨之间—上骨下廉—肘中—耳中
双包山人体经脉漆雕	颜面部目上中央—眉中央—头顶部—项部—肩部—肱部—肘部—前臂部—前臂下部—腕部—掌背部—无名指外端 支：眉中央—头顶部—侧颈部—并入手阳明脉
老官山经穴髹漆人像	红色粗线：与《灵枢·经脉》有些相似 白色细线：与《灵枢·经脉》相似，总体上与红色粗线几乎完全重合，但右侧肘部尚有一条白色线条分出到达环指，左侧则无此分支

表3-13 足少阳脉

《灵枢·经脉》	目锐眦—头角—耳后—颈—肩上—缺盆 支：耳后—耳中—耳前—目锐眦 支：锐眦—大迎—颛—颊车—颈—缺盆—胸中—膈—肝—胆—胁里—气街—毛际—髀厌 直：缺盆—腋—胸—季胁—髀厌—髀阳—膝外廉—外辅骨之前—绝骨之端—外踝之前—足跗—小指次指之间 支：别跗上—大指之间—大指歧骨内—爪甲—三毛
《足臂十一脉灸经》	踝前 支：骨间—膝外廉—股外廉—胁 支：—肩膊 直：腋—项—耳—枕—目外眦
《阴阳十一脉灸经》	外踝之前廉—鱼股之外—胁上—目前

续表

1.（春秋）秦越人.难经 [M].北京：科学
技术文献出版社，1996：17.

双包山人体经脉漆雕	腋窝部正中—侧胸部—侧腹部—股部—膝部—小腿部—外踝部—足底
老官山经穴髹漆人像	红色粗线：与《灵枢·经脉》大致相似 白色细线：与《灵枢·经脉》描述的循行路线差别较大，主要位于身体侧面，走行于下肢、腰背部、颈项部、头部侧面，与红色粗线不重合

表 3-14　足厥阴脉

《灵枢·经脉》	大指丛毛—足跗上廉—内踝一寸—上踝八寸—腘内廉—股阴—毛中—阴器—小腹—胃—肝—胆—膈—胁肋—喉咙之后—颃颡—目系—额—巅 支：目系—颊里—唇内 支：肝—膈—肺
《足臂十一脉灸经》	大趾间—胻内廉—踝八寸—交太阴脉—股内—胻间
《阴阳十一脉灸经》	足大趾丛毛之上—足跗上廉—内踝一寸—踝五寸—交出太阴之后—鱼股内廉—少腹—大眦旁
双包山人体经脉漆雕	无
老官山经穴髹漆人像	红色粗线：与《灵枢·经脉》大致相同，分布于下肢、少腹部 白色细线：与红色粗线几乎完全重合

表 3-15　督脉

《灵枢·经脉》	无
《素问·骨空论》	督脉者，起于少腹以下骨中央，女子入系廷孔，其孔，溺孔之端也，其络循阴器合篡间，绕篡后，别绕臀，至少阴与巨阳中络者，合少阴上股内后廉，贯脊属肾，与太阳起于目内眦，上额交巅上，入络脑，还出别下项，循肩髆内，侠脊抵腰中，入循膂络肾；其男子循茎下至篡，与女子等；其少腹直上者，贯脐中央，上贯心入喉，上颐环唇，上系两目之下中央。
《足臂十一脉灸经》	无
《阴阳十一脉灸经》	无
双包山人体经脉漆雕	会阴部—尾骶部—腰部—背部—项部—头顶部—额部—鼻部—鼻尖端
老官山经穴髹漆人像	无
《难经·二十八难》[1]	督脉者，起于下极之俞，并于脊里，上至风府，入属于脑。

表 3-16 任脉

《灵枢·经脉》	任脉之别，名曰尾翳，下鸠尾，散于腹。
《灵枢·五音五味》	冲脉、任脉，皆起于胞中，上循背里，为经络之海。
《素问·骨空论》	任脉者，起于中极之下，以上毛际，循腹里上关元，至咽喉，上颐循面入目。
《足臂十一脉灸经》	无
《阴阳十一脉灸经》	无
双包山人体经脉漆雕	无
老官山经穴髹漆人像	白色细线：与《难经·二十八难》中任脉的循行基本相同
《难经·二十八难》	任脉者，起于中极之下，以上毛际，循腹里，上关元，至咽喉。

表 3-17 带脉

《灵枢·经脉》	无
《足臂十一脉灸经》	无
《阴阳十一脉灸经》	无
双包山人体经脉漆雕	无
老官山经穴髹漆人像	白色细线：与《难经·二十八难》中带脉的分布近似
《难经·二十八难》	带脉者，起于季肋，回身一周。

以《灵枢·经脉》十二经脉为参照，《足臂十一脉灸经》《阴阳十一脉灸经》少一"手厥阴脉"，"双包山人体经脉漆雕"少"足少阴脉"和"足厥阴脉"。目前从已公布的"老官山经穴髹漆人像"经脉情况可见，其经脉循行较为复杂，包含 22 条红色粗线，均为纵向，即 11 对经脉循行，其中有 9 条经脉与《灵枢·经脉》相似，即手少阳脉、手太阳脉、手阳明脉、足阳明脉、足太阳脉、足少阳脉、足太阴脉、足少阴脉、足厥阴脉，另 2 条经脉与手太阴脉、手厥阴脉、手少阴脉均差别明显；29 条白色细线，其中 3 条横向，26 条纵向，横向经脉中有一条与《难经·二十八难》所载"带脉"循行相近，纵向经脉中有一条与《难经·二十八难》所载"任脉"循行基本相同，其余 25 条纵向白色细线，大多左右对称，也有部分与红色粗线重合，其中有 8 条经脉与《灵枢·经脉》相似，即足少阴脉、手少阳脉、手太阴脉、手厥阴脉、手少阴脉、足阳明脉、足厥阴脉、足太阴脉，有 1 条与《灵枢·经脉》手太阳脉"出肩解、绕肩胛"描述相合，有 1 条

起点与《灵枢·经脉》手阳明脉相似，有 2 条与《灵枢·经脉》足太阳脉
之第一侧线、第二侧线相似，剩余 1 条与足少阳脉循行差异较大。白色细
线的循行相较于红色粗线较乱，且与《灵枢·经脉》差异更多、更大。因
此，关于红、白线的来源是否需要考证，红、白线描绘所使用材料是否可
以做进一步研究？"双包山人体经脉漆雕"的经脉以红色实线表示，若仅考
虑"老官山经穴髹漆人像"的红色粗线为经脉循行，亦为十一脉系统，但
有 2 条经脉与手太阴脉、手厥阴脉、手少阴脉无法匹配。从现有资料来看，
先秦两汉时期医学界关于经脉的分布循行还未得到统一，有十脉、十一脉、
十二脉等经脉体系。

（三）经脉身体观

1973 年马王堆汉简《足臂十一脉灸经》《阴阳十一脉灸经》甲、乙本，
1983 年张家山汉简《脉书》的出土证明我国医学早在汉代或汉代以前就已
经有了经脉理论，已经开始运用"经脉学说"阐述身体及相关理论，可称
之为"经脉身体观"，但是早期经脉理论还未定型，从上文"经脉循行比较"
就可看出，当时存有"十一脉""十脉"等体系，且循行也存有差异，至《灵
枢经》之后才定型了十二正经的经脉体系。虽然至今学界仍无法明确回答
经脉起源的问题，但是经脉作为早期医家看待身体的重要方式，《脉法》曰：
"以脉法明教下，脉亦圣人之所贵也"，确实影响了中医学理论的发展。"经
脉"作为身体的框架，从某一层面上而言，它属于一种结构，属于身体的
组成。

《足臂十一脉灸经》有足三阳、三阴脉，臂三阳、二阴脉，《阴阳十一
脉灸经》有足三阳、三阴脉，肩脉、耳脉、齿脉（此三脉为臂三阳脉）及
臂二阴脉，二书均为十一脉系统，相较《灵枢·经脉》均缺"手厥阴脉"，
但"三阴三阳"确已出现，至《黄帝内经》中医"三阴三阳"思维已经构
建。《黄帝内经》三阴三阳思维的形成应当受到《易经》《道德经》《黄帝四经》
《易传》中"一分为二""一分为三""一分为六"及"三才学说"等的影响，
其中《黄帝四经》"六分思想"是三阴三阳思维形成的关键点。《黄帝四经》
亦出自 1973 年长沙马王堆汉墓，它是 3 号汉墓出土的《老子》乙本帛书

卷前的 4 篇古佚书。《黄帝四经·经法·六分》讲述"王天下"之道，分别论述了"六逆""六顺"，曰："六顺、六逆乃存亡兴坏之分也。主上者执六分以生杀，以赏罚，以必伐"表达了"一分为六"，影响了阴阳的六分。阴阳是数术之学的构成，因此，经脉的三阴三阳之分，体现了早期医家的"数术身体观"。

经脉身体是一种结构的身体，又是数术的身体，但经脉身体又不仅局限于此，它是与"气"结合的。《武威汉代医简·第一类简》曰："年已过百岁者不可灸刺，气脉一绝，灸刺者随针灸死矣"，又曰"先从☒气逆，膝以下寒，气脉不通，先……"皆将气与脉合而论述，说明气脉相随。而《阴阳脉死候》和《脉书》均载："凡三阳，天气也。其病唯折骨、裂肤，一死。凡三阴，地气也。死脉也，阴病而乱，则不过十日而死。"明确提出三阳来于天气，三阴来于地气，故而三阳、三阴之脉当与天地之气相通，气脉相贯，身体通过经脉与天地相感应，因此，经脉身体观是"天人相应"的身体观。

六、小结

　　身体图像是基于对身体的认知而绘制的，八卦人体图将人身与八卦结合，外八卦看似和后天八卦一致，实则"坎离（水火）"颠倒，从"体用关系"结合医学理论进行分析，认为医易体用关系转化可能是其中关键因素，抑或与《周易》变易思维有关。而身体内的八卦，将八卦与身体部位进行对应，当是基于取象比类思维的认识，体现了"天人合一"的思想。人字图将身体与四季、地支对应，用于预测新生儿命运，是古代数术之学的范畴，体现了身体时位变化与自然的相互映照，被认为是一种数术身体观范畴。女阴图则是一幅身体局部图，体现古代对生殖、房中的重视，从所见部位名称代表女阴深浅的角度出发，当与房中术相关，具有数术之学的背景，亦体现了数术身体观的认知。导引图是一组身体运动姿势，其目的是在于导气而引体，将自然之清气导入体内，继而引动身体而治病养生，体现了人与自然合一的思想。绵阳双包山西汉人体经脉漆雕、成都老官山西汉经穴髹漆人像同《足臂十一脉灸经》《阴阳十一脉灸经》一样，都是我国早期经脉理论的组成，而具体内容有所不同，循行也有差异，是中医学特有的经脉身体理论。通过分析，认为经脉有阴脉、阳脉之分，而且与天地之气相通，气脉相贯，体现了数术的身体认识和天人合一的思想理念。

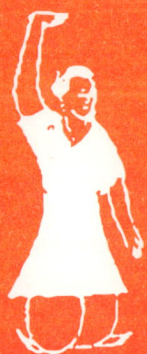

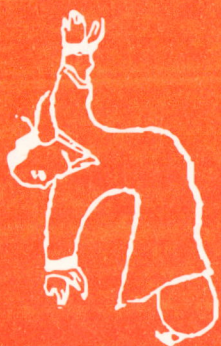

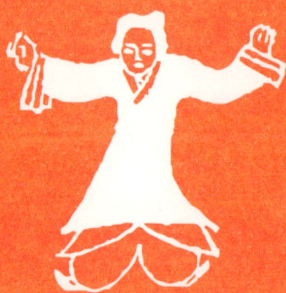

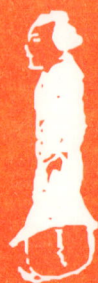

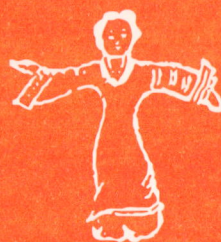

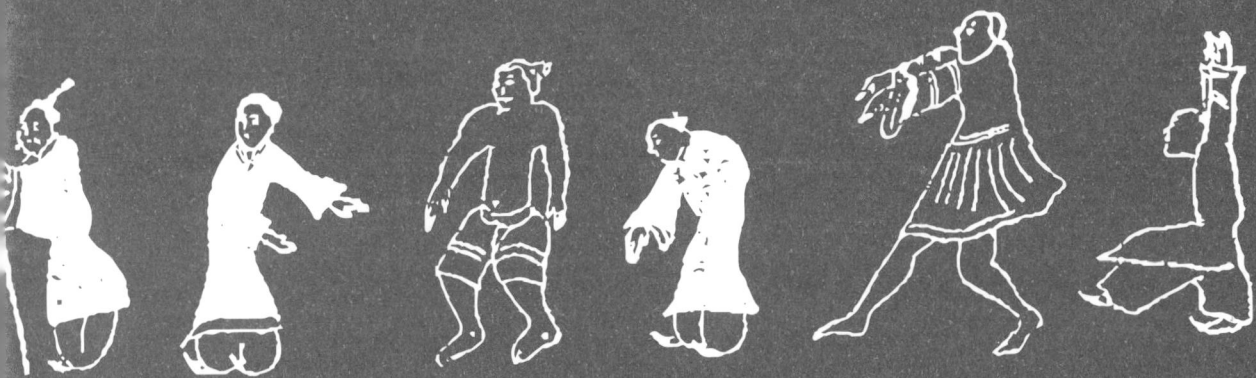

第四章

身体·观念

引言

在简帛医书身体词汇、语言、图像叙述的基础上，结合中国医学的思维方式特点，认为早期这家身体观可以归纳为气化身体观、数术身体观、中和身体观、比喻身体观以及结构身体观。

虽然身体观的研究源于西方学界，但是身体问题作为人类思想研究的核心部分从未离开人们的视界，中国古代诸子各家均有探讨，其中又以道家、儒家、医家讨论最多。相较于道家的自然之身，儒家的修养之身，医家则更关注于身体的本身，即身体的结构、功能、疾病与养护。然而因科技水平的限制，历史文化的影响，中医学理论体系的建构吸取了中国古代哲学的思维方式，如天人合一、取象比类、数术思维等，并与自身的学科特色融合，从而形成了具有中国原创特色的中医理论体系。简帛医书因长埋地下，未经传世的加工与修改，因此，更能反映早期医家身体观的原貌。

先秦两汉简帛医书中对于身体的论述主要包括身体词汇的运用、身体的语言论述、身体图像的绘制以及具有中医思维特征的词语表达。身体词汇所反映的身体是一种结构的身体观，这是医学专业特征的体现，需要使用大量的身体词汇来描述身体的结构、功能、生理、病理、治疗与养护，同时也是身体语言论述的基本组成。身体的语言论述主要表现在对健康身体、结构身体、经络身体和疾病身体的论述，关注生命的起源和结束、身体的结构、经络、疾病与养护的问题。相较于语言词汇的表达，身体图像更为生动地记录了早期医家对身体的认识，如关注身体功能的八卦人体图、人字图，关注身体结构的女阴图，关注身体养护的导引图，以及展现经络身体的绵阳双包山西汉人体经脉漆雕和成都老官山西汉经穴髹漆人像。

先秦两汉简帛医书中的身体词汇涉及身体的内外，也就是身体的各部分组成，以心为例，其篆文写作"♥"，《说文解字》曰："人心，土藏，在身之中。象形。博士说以为火藏。凡心之属皆从心。息林切。"在文字上汉字最初是以"象形"作为造字的基础，象形所造出的字形和其描述的对象之间有直接的相似以及具有同构关系，同样身体词汇在描述身体也是以"象形"为基础，体现了认识身体的直观性。简帛医书的身体观代表了中国早期医家的身体认知理论。从其内容来看，主要关注于身体的结构、疾病与养护，并体现了中医学的思维方式。从其对身体的结构认知来看，丰富的身体词汇、语言论述及相关的身体图像，体现了身体观的直观性和专业性。

从身体的论述、图像的探讨中可以看出简帛医书身体观的思维方式主要有"天人相应"，如《却谷食气》曰："食谷者食方，食气者食圆，圆者天也，方者地也。"天圆地方是古代宇宙观的一种认识，谷出于地，即谷物是长于地上，故曰食谷者食方。气来于天，即气充于天中，故食气者食圆，正体现了中医学"天人相应"的思维方式。"数术思维"，如人字图是以新生儿的出生季节和生辰来确定其出生所处身体部位，并通过所处部位来预卜其命运，古人将身体与四季、地支对应而绘制，体现了身体时位变化与自然的相互映照，可称之为数术身体观。又如经脉的三阴三阳之分，将身体经脉按三阴三阳的分类，依次列出各自的循行路径，亦是"数术身体观"的体现。关于"取象比类"，《脉法》曰："气也者，利下而害上，从暖而去清焉。故圣人寒头而暖足。治病取有余而益不足也。"人立于天地之间，法则天地，在"天阳地阴"的阴阳哲学思维下，对身体进行取象比类，故以头象天，为阳而需寒，以足象地，为阴而需暖。"分类思维"，如"审夫阴阳"中的阴阳二分思维和"逐月妊娠"中的五行分类思维。"直觉体悟"，如"寒头暖足"从对自然界寒温的感知到对人体内阳气的体悟，这当来源于身体的直觉体悟，从生理上解释了身体具有"头耐寒，而足恶寒"的特性。从总体来说，简帛医书身体观的思维方式与中国古代哲学思维方式同根同源而又具有中医学原创性。

先秦两汉简帛医书在论述身体观中直接将中国古代哲学思维方式引入，并结合了中医学对身体的认识，从而形成了具有中医学特色的身体观。上文主要对简帛医书中关于身体的直接论述进行整理分析，以下将对简帛医书中的身体论述进行总结，认为先秦两汉简帛医书身体观是一种气化的身体观、数术的身体观、中和的身体观、比喻的身体观、结构的身体观。

一、气化身体观

气化，即气的运动变化，见于各家理论之中。"气"作为中国古代哲学的起点，被先秦诸子用来阐释或实践各家的理论功夫，如老子的"负阴抱阳冲气以为和"，孟子的"浩然正气"，荀子的"治气养心"，尉缭子的"战在治气"等。"气"作为身体与自然沟通的媒介，是"天人相应"思想的具体表现。关于"身体"问题，简帛医书也常用"气"进行论述，主要体现在"化生""筑形""决死"三个方面。

（一）化生

《文子》中载老子之言说："人受天地变化而生"，《庄子·达生》曰："天地者，万物之父母也，合则成体，散则成始"，《素问·宝命全形论》亦云："人以天地之气生，四时之法成"。气化而人生，此"气"当指"天地之气"。《十问》在黄帝问于容成的对话中，黄帝提出："人体受先天之禀赋而成胚胎，需要什么而能生？胚胎化为人体，失去什么而死亡？"曰："民始敷淳流形，何得而生？流形成体，何失而死？何曳之人也，有恶有好，有夭有寿？欲闻民气赢屈，弛张之故。"容成则以"天地之道""天地之情""天地之至精"来述，能使人长生，而"天地之道""天地之情""天地之至精"从根本上言是"天地之气"的体现，曰："君若欲寿，则顺察天地之道，天气月尽、月盈，故能长生。地气岁有寒暑，险易相取，故地久而不腐。君必察天地之情，而行之以身，有征可知。间虽圣人，非其所能，唯道者知之。天地之至精，生于无征，长于无形，成于无体，得者寿长，失者夭死。"可见，早期医家对于身体化生的认识，较之于道家有所不同，除"天地之气"化生之外，已经认识到人体始于"赋淳流形"。

《养生方》曰："我欲合气，男女蕃兹，为之若何？"此文下"少娥"所述"合气之道"，因缺文而无从考证，但此"合气"之言当指男女精气交合而化生繁衍，具有医学对人之生的认识，而非单从"天地之气"来言。《十问》在王子乔父与彭祖的对话中，彭祖指出"人气莫如朘精。朘气郁闭，百脉生疾。朘气不成，不能繁生，故寿尽在朘"，说明男子精气对于繁殖的重要性。此外，《养生方》又云："有气则产，无气则死"，阜阳汉简《万物》曰："天下之道不可不闻也，万物之本不可不察也，阴阳之化不可不知也"，都指出"天地之气"化生的重要作用。综上，简帛医书对于人体化生的认识，除"天地之气"化生之外，还提出了"男女合气"化生的观点。

（二）筑形

《黄帝内经》中"气"作为人体的基本物质，充于全身，并形成了"卫气""营气""宗气""正气""邪气"等气学理论。简帛医书中气作为身体的组成，称之为"筑形"，《十问》曰："善治气者，使宿气夜散，新气朝最，以彻九窍，而实六府。"说明气能充实人体六腑。又耇老的接阴食神气之道曰："三曰合睫，毋听，翕气以充脑。"指出气可充实脑海。可见"气"作为身体的组成，充于人体的六腑与脑中。《天下至道谈》曰："君子居处安乐，饮食恣欲，皮腠曼密，气血充赢，身体轻利。"《引书》云："吸天地之精气，实其阴，故能毋病。"均说明气作为身体的组成，维持人体健康的重要性。此外，气还常用于描述疾病症状如"上气""气不足""少气""气逆"等，疾病治疗如"除中益气""益气"等。

（三）决死

《庄子·知北游》："人之生，气之聚也；聚则为生，散则为死。"指出气聚则生，气散则死，此与《养生方》"有气则产，无气则死"，《十问》"死生安在，彻士制之，实下闭精，气不漏泄"相合。气作为身体的重要组成物质，对于身体具有重要作用。《里约秦简（一）》曰："第一，人病少气者，恶闻人声，不能视，而□☒。"指出人病少气，即体虚无力，就会出现厌恶听到人声，不能视物的表现。《引书》曰："人生于情，不知爱其气，故多病而易死。"指出人若不善于爱惜自身之气，则会经常犯病而容易死亡。又曰："人之所以善瘵，早衰于阴，以其不能节其气也。能善节其气而实其阴，则利其身矣。"言"节气实阴"则身体康健也。《武威汉代医简·第一类简》曰："气脉一绝，灸刺者随针灸死矣。"则明确指出气绝人亡。

二、数术身体观

"人身小宇宙，宇宙大人身"，中医学者通过俯仰天地，以"近取诸身、远取诸物"的哲学思维方式将身体与天地进行对应。《灵枢·邪客》曰："天圆地方，人头圆足方以应之。天有日月，人有两目。地有九州，人有九窍。天有风雨，人有喜怒。天有雷电，人有音声。天有四时，人有四肢。天有五音，人有五藏。天有六律，人有六腑。天有冬夏，人有寒热。天有十日，人有手十指。辰有十二，人有足十指、茎、垂以应之；女子不足二节，以抱人形。天有阴阳，人有夫妻。岁有三百六十五日，人有三百六十五节。地有高山，人有肩膝。地有深谷，人有腋腘。地有十二经水，人有十二经脉。地有泉脉，人有卫气。地有草蓂，人有毫毛。天有昼夜，人有卧起。天有列星，人有牙齿。地有小山，人有小节。地有山石，人有高骨。地有林木，人有募筋。地有聚邑，人有䐃肉。岁月十二月，人有十二节。地有四时不生草，人有无子。此人与天地相应者也。"清代医易学派代表石寿棠在其著作《医原》卷上《人身一小天地论》中说："人禀阴阳五行之气，以生于天地间，无处不与天地合。"数术的身体正是基于这种身体认知而提出的。

（一）十一经脉与天六地五

十一脉受到阴阳象数思维模式、天人合一观念和春秋时期以来建立的"天六地五"数字思维模型的影响。《左传·昭公元年》载医和给晋侯诊病时以"天六地五"分析其病因："天有六气，降生五味，发为五色，征为五声。"《国语·周语下》则概括为："天六地五，数之常也。"《汉书·律历志》论述说："天六地五，数之常也。天有六气，降生五味。夫五六者，天地之中合，而民所受以生也。故日有六甲，辰有五日，十一而天地之道毕，言终而复始也。""天六地五"就当时历法而言，是从天干地支而来。早在殷商时期就用天干地支来纪日，后又用于纪月、纪年。天干有十，地支有十二，干支相配为六十，构成六十的循环周期，其中天干只能循环六次，地支只能循环五次，因此就得出"天六地五"之数。

"天六地五"的观念逐渐积淀为人们的一种心智模式、文化信仰，于是人们在建立知识系统时，就会有意或无意地遵循这种数字模式。中医学在建构医学知识系统时也会遵循这一数字模式，因此人体的经脉就成了六条阳脉、五条阴脉。又如经脉本输穴的数目，阴经各有五穴（五输穴）——井、荥、输、经、合，而阳经则有六穴，即五输穴上加一"原"穴。正如《灵枢·九针十二原》所云："五脏五腧，五五二十五腧；六腑六腧，六六三十六腧。"人体的脏腑也受"天六地五"的影响，《灵枢·经别》云："余闻人之合于天道也，内有五脏，以应五音、五色、五时、五味、五位也；外有六腑，以应六律，六律建，阴阳诸经而合之十二月、十二辰、十二节、十二经水、十二时、十二经脉者，此五脏六腑之所以应天道。"《难经集注》载："其言五脏六腑者，谓五脏应地之五行，其六腑应天之六气，其天之六气，谓三焦为相火，属手少阳，故言腑独有六也。"《白虎通·五行》也云："人有五脏六腑何法？法五行六合也。"由此可见，无论是十一经脉还是十一脏腑，都是天人合一、人副天数观念的反映。

（二）十二脉与三阴三阳

十一脉不是一种阴阳对称模型，在框架结构中是不平衡的，不符合易学象数阴阳平衡思维方式。十二经脉分阴阳两类，阴经、阳经各分为三，六经与六爻数量相合，结构相似。六经分为三阴经和三阳经与六爻分三阴位、三阳位相对应，六经三阴三阳排列次序（由表及里、由浅入深）与六爻三阴位、三阳位的次序（由低到高、由弱至强）有着极强的相似性；六经流注与六爻的排列均表现为由外及里、由少到多的规律，呈现循环往复的周期性。六经很可能受到六爻的启发，至少是阴阳对称思维的产物。十二经脉反映了《周易》的阴阳平衡、对立统一的整体动态思想，从而填补了中医理论思维的空缺，纠正了阴阳不平衡的偏差。

《黄帝内经》增加手厥阴心包经，从形态学上能辨认出心、肝、脾、肺、肾和小肠、胆、胃、大肠、膀胱五脏五腑，而心包与心实为一而二、二而一的关系，心包经则很可能是为满足"六"的需要而得来。考察马王堆帛书两种灸经，手少阴心经中实际上包含有手厥阴心包经的基本走向，之所以将心包经从心经中分出并完善其走向，并不是在短短几十年中从形态学上发现了一条新的经脉，而是从阴阳对称的思维观念出发，从临床功能出发，增加了一条经脉，以符合以数"十二"描述天地的象数模型。

数"十二"是天地之数，如一年有十二月，一日有十二辰，地支有十二子，占卜有十二神，乐律有十二律，冕服纹饰分十二章纹。据《周礼·春官·宗伯》记载："冯相氏，掌十有二岁、十有二月、十有二辰、十日、二十有八星之位，辩其叙事，以会天位。"岁、月、辰虽运行不一但同为十二之数。《礼记·礼运》说："五行之动，迭相竭也。五行、四时、十二月，还相为本也；五声、六律、十二管，还相为宫也；五味、六和、十二食，还相为质也；五色、六章、十二衣，还相为质也。"这里月、管、食、衣，皆以十二为数。因此，受十二之数描述天地的象数模型影响，当十一经脉不足十二之数时，则加一条手厥阴脉凑成十二脉。

《黄帝内经》以天象十二月、地象十二经水为依据，以水流与日月运行来推论十二经脉，说明数"十二"符合日月、阴阳大道，如："经脉十二者，以应十二月，十二月者，分为四时……"（《灵枢·五乱》），"地有十二经水，人有十二经脉"（《灵枢·邪客》）。《黄帝内经》还将十二经脉与十二地支、十二月时相配合，如《灵枢·阴阳系日月》《素问·阴阳别论》《灵枢·五乱》都有类似论述。从《阴阳十一脉灸经》中可以看出，三阴三阳齐备的是足六经，以阴阳命名的还有臂巨阴、臂少阴二脉，这恐怕与洛书后天八卦模型有关。六脉配八方，缺正南和正西，正南为离心，正西为兑肺，故补上手少阴心脉与手太阴肺脉。《黄帝内经》十二经脉与河洛八卦四方之数（河

图四生数）两相交会的六种组合情况有关，尤其与乾坤六爻模式有关。

《素问·天元纪大论》曰："阴阳之气各有多少，故曰三阴三阳也。"可知，三阴三阳是以"气"的多少为标准而划分的。以下对《黄帝内经》三阴三阳理论体系进行简要论述。

1. 三阴三阳划分过程　《素问·阴阳离合论》曰："余闻天为阳，地为阴，日为阳，月为阴，大小月三百六十日成一岁，人亦应之。今三阴三阳，不应阴阳，其故何也？"黄帝对岐伯提出疑问，说天地、日月分属一阴一阳，历大小十二个月而成一年，人应该与天地、日月变化相应。但是现在人体有"三阴三阳"，不与天地、日月分属一阴一阳相符，这是什么原因呢？岐伯对曰："阴阳者，数之可十，推之可百；数之可千，推之可万；万之大不可胜数，然其要一也。天覆地载，万物方生，未出地者，命曰阴处，名曰阴中之阴；则出地者，命曰阴中之阳。阳予之正，阴为之主。故生因春，长因夏，收因秋，藏因冬。失常则天地四塞。阴阳之变，其在人者，亦数之可数。"岐伯指出阴阳的变化是无穷的，可以至十，上百，过千，到万，但是它的规律只有一个。天地间，万物都在繁衍生息，它们未生出地面之时，称为阴处，又名"阴中之阴"；长出地面以后，称为"阴中之阳"。阳施正气以养万物，阴为主持则万物有形。所以万物生发靠春气的温暖；万物生长借夏气的炎热；万物收成靠秋气的清肃；万物闭藏借冬气的寒冷。如果天地四时之气闭塞，那么四时变化就会失常。同样阴阳的变化在人的身上，也是变化无穷的。由此可见，岐伯对于"三阴三阳"的划分，是基于阴阳的无限可分性。

2. 三阴三阳命名过程　三阴即"太阴、少阴、厥阴"，三阳即"太阳、阳明、少阳"。《灵枢·阴阳系日月》曰："其于五脏也，心为阳中之太阳，肺为阳中之少阴，肝为阴中之少阳，脾为阴中之至阴，肾为阴中之太阴。"此为五脏—阴阳的配属关系，体现了"一分为二""一分为三"的思维特点。《素问·六节藏象论》云："心者……为阳中之太阳，通于夏气。肺者……为阳中之太阴，通于秋气。肾者……为阴中之少阴，通于冬气。肝者……此为阳中之少阳，通于春气。"此为四时—阴阳的配属关系，体现了"一分为二"的思维方式。至于"阳明"和"厥阴"，《素问·至真要大论》曰："帝

曰，阳明何谓也？岐伯曰：两阳合明也。帝曰：厥阴何也？岐伯曰：两阴
交尽也。"即从一阴一阳到"阴中之阴，阴中之阳；阳中之阴，阳中之阳"
的"二阴二阳"，最后加入阳明、厥阴形成"三阴三阳"。那么，"三阴三阳"
如何命名？《素问·阴阳离合论》曰："圣人南面而立，前曰广明，后曰太冲，
太冲之地，名曰少阴，少阴之上，名曰太阳……中身而上，名曰广明。广
明之下，名曰太阴，太阴之前，名曰阳明……厥阴之表，名曰少阳……外
者为阳，内者为阴，然则中为阴，其冲在下，名曰太阴……太阴之后，名
曰少阴……少阴之前，名曰厥阴。"

3. 气量决定三阴三阳 《素问·至真要大论》曰："帝曰：善。愿闻阴
阳之三也何谓？岐伯曰：气有多少，异用也。帝曰：阳明何谓也？岐伯曰：
两阳合明也。帝曰：厥阴何也？岐伯曰：两阴交尽也。"阴阳之三，由气的
多少决定。阳明为两阳合明，故其气量三阳最多；厥阴为两阴交尽，故其
气量三阴最少。《素问·天元纪大论》亦言："阴阳之气各有多少，故曰三
阴三阳也。"既然气的多少决定了阴阳的划分，那么"气"有几分？上文已
经对《道德经》中"气"的一分为二进行探讨，同时认为从一元气，到阴、
阳二气，再到"二气交合"而生"和气"，初具"一分为三"的意识。那么
《黄帝内经》中气有几分？

《素问·生气通天论》曰："夫自古通天者，生之本，本于阴阳。天地
之间，六合之内，其气九州九窍、五藏、十二节，皆通乎天气。其生五，
其气三，数犯此者，则邪气伤人，此寿命之本也。"此处论述了生命的根本
在于阴阳，而天地之间，四时之内，人体九窍、五脏、十二节，都通于自
然之气。阴阳化生五行之气，且与天、地、人相应，若经常违反阴阳变化
规律，则邪气侵害人体，故阴阳乃为寿命之本。《素问·六节藏象论》又曰：
"夫自古通天者，生之本，本于阴阳，其气九州九窍，皆通乎天气。故其生
五，其气三，三而成天，三而成地，三而成人，三而三之，合则为九，九
分为九野，九野为九藏，故形藏四，神藏五，合为九藏以应之也。"此处论
述与《素问·生气通天论》基本相同，"三而成天，三而成地，三而成人"
的思想则更与《黄帝四经》《易传》三才学说相近。《素问·至真要大论》
亦曰："身半以上，其气三矣，天之分也，天气主之。身半以下，其气三矣，

地之分也，地气主之。"以上均曰"其气三"，则言"气有三分"，故"阴阳之气，各有三分，名三阴三阳"。

（三）九窍十二节

简帛医书中常将"九窍十二节"合而述之，具有指代"身体"之意，如《十问》："人有九窍，十二节，皆设而居。"《杂禁方》卷末佚文曰："阴与九窍十二节俱产而独先死。"关于九窍，《周礼·天官·疾医》："两之以九窍之变。"郑玄注："阳窍七，阴窍二。"贾公彦疏："七者在头露见，故为阳。二者在下不见，故为阴。"头面"七窍"则为眼二耳二鼻二口一，下阴"两窍"则为前阴、后阴各一。《灵枢·邪客》曰："地有九州，人有九窍。"关于十二节，《淮南子》卷三《天文训》："天有九重，人亦有九窍；天有四时以制十二月，人亦有四肢以使十二节；天有十二月以制三百六十日，人亦有十二肢以使三百六十节。故举事而不顺天者，逆其生者也。"认为十二节为四肢。具体十二节为何？《春秋繁露·官制象天》第二十四曰："人之身有四肢，每肢有三节，三四十二，十二节相持而形体立矣。"《太素》卷第三《调阴阳》亦曰："十二节者，谓人四肢各有三大节也。"且后世注家如张介宾、张志聪、高士宗等多同此说。

十二节除表四肢外，《灵枢·经别》曰："外有六腑，以应六律，六律建阴阳诸经而合之十二月、十二辰、十二节、十二经水、十二时、十二经脉者，此五脏六腑之所以应天道。"《太素》卷第九《经脉正别》中杨上善注曰："诸经，谓人之十二经脉也，与月、辰、节、水、时等诸十二数合也。十二节，谓四时八节也，又十二月各有节也。"其所谓十二月之节者，是指十二节气。《重广补注黄帝内经素问·宝命全形论》中王冰亦曰："节，谓节气。外所以应十二月，内所以主十二经脉也。"《灵枢·邪客》曰："岁月十二月，人有十二节。"总而言之，人身"九窍十二节"是基于数术理论的人与自然的一种对应。

（四）五藏六府

五藏六府作为身体的重要组成，是中医学重点关注的对象，又因其藏于体内，需要通过解剖而视之，因此，脏腑理论在近代以来一直成为中西医争论的焦点，同时中医脏腑理论又是中医原创思维的重要组成部分。脏腑理论在《黄帝内经》中的论述已经相当完备，但在简帛医书的论述并不多，也没有具体的阐释，"五藏"一词主要见于《十问》《脉书》《引书》中，"六府"则仅见于《十问》中。具体如下：

1. **五藏**　《十问》曰："食阴之道，虚而五藏，广而三咎""饮毋过五，口必甘味，至之五藏。形乃亟退""吸其神雾，饮夫天浆，致之五藏，欲其深藏""神和内得，魂魄皇皇，五藏固博，玉色重光，寿参日月，为天地英"。《脉书》曰："动者实四肢而虚五藏，五藏虚则玉体利矣。"《引书》曰："闭玄府，启缪门，阖五藏，达九窍，利启阖腠理，此利身之道也。"

2. **六府**　《十问》曰："善治气者，使宿气夜散，新气朝最，以彻九窍，而实六府""夜半之息也，觉寤毋变寝形，深徐去势，六府皆发，以长为极"。

可见，简帛医书中"五藏""六府"并没有得到深入的阐述，但是提出了"虚五藏，实六府"的观点，这与《黄帝内经》认为五脏六腑的生理特性相合。《素问·五脏别论》曰"所谓五脏者，藏精气而不泻也，故满而不能实。六府者，传化物而不藏，故实而不能满也"，即五脏需满但不能实，也就是虚五脏；六腑需实而不能满，也就是实六腑。此外，简帛医书身体词汇中脏腑词汇有："肠、心、肝、胃、肾、臧（脏）、五臧（脏）、橐、橐、脬、直（膓）、卵、膒（胃）、包（胞）、五臧（藏）、六府（腑）、六极[1]、距脑、腦（脑）、橐、胃管（脘）、肺、缪门、血府、脏"，这些词汇主要用于身体结构、疾病的描述之中，理论体系尚不完善。

《吕氏春秋·达郁》："凡人三百六十节，九窍，五藏，六府。"《灵枢·邪客》曰："天有五音，人有五藏。天有六律，人有六腑。"与"三阴三阳""九窍十二节"同，"五藏六府"除基于人体初步的解剖认识外，应与当时盛行的数术之学相关，是基于数术认识宇宙而认识人体的身体观。

三、中和身体观

关于"和"的哲学认识，早在西周末年，史伯曰："夫和实生物，同则不继。以他平他谓之和，故能丰长而物归之。"（《国语·郑语》）《礼记·中庸》云："喜怒哀乐之未发谓之中，发而皆中节谓之和。中也者，天下之大本也；和也者，天下之达道也。致中和，天地位焉，万物育焉。"至医学层面，《黄帝内经·素问》言："和于术数"，又曰"阴平阳秘""以平为期"。其所追求的都是一"和"字，简帛医书在论述身体时虽然未直接提出"中和"的观点，但在其论述都体现了早期医家对"中和身体"的认识，健康的人就是和谐的人。

《引书》开篇即曰："春产、夏长、秋收、冬藏，此彭祖之道也。"就是四季规律的描述，顺应四时乃为彭祖养生之道。接着论述了四时养生的宜忌，就是要做到顺乎天地变化，使身体与自然和谐呼应。又曰："贵人之所以得病者，以其喜怒之不和也。喜则阳气多，怒则阴气多，是以道者喜则急呴、怒则剧吹以和之。"指出人之得病是因喜怒不和，其机理是因为喜则阳气多，怒则阴气多，治疗的方法是在喜的时候快速吐出热气，在怒的时候急速吐出凉气，从而使身体平和。又如治疗痈肿时，指出四种误治，"一曰：脓深而砭浅，谓之不遝。二曰：脓浅而砭深，谓之太过。三曰：脓大而砭小，谓之敛，敛者，恶不毕。四曰：脓小而砭大，谓之泛。泛者，伤良肉也。"说明砭治痈肿不能太过，也不能不及，不能太泛，也不能太敛，应该不偏不倚，在"中"的位置，才能治愈。又《脉法》曰："治病者取有余而益不足也。"即"补虚泻实以达中和"之意，又"故气上而不下，则视有过之脉，当还而灸之。"即通过灸法而逆向治疗，也是中和的体现。

简帛医书中"和"常用于方剂中，表"调和"之意，《武威汉代医简·第一类简》："治久咳上气喉中如百虫鸣状卅岁以上方：茈（柴）胡、桔梗、蜀椒各二分，桂、乌喙、姜各一分，凡六物，治，合和，丸以白密（蜜），大如婴（樱）桃，昼夜含三丸，消咽其汁，甚良。"《胎产书》曰："五月而火授之，乃始成气，晏起□沐，厚衣居堂，朝吸天光，避寒殃，其食稻麦，其羹牛羊，和以茱萸，毋食□，以养气。"虽然意在调和诸药，但实乃通过药物使身体达到中和的状态。

四、比喻身体观

比喻作为语言学中一种常用的修辞手法，用于身体的认识中可以生动形象地表达早期医家对于身体的理解，主要包括隐喻和明喻。

（一）隐喻

关于人之生的问题，《胎产书》云："故人之产也，入于冥冥，出于冥冥，乃始为人。""冥冥"意指"黑夜、晚上"。气化身体观中已经阐述早期医家认为人之化生除天地之气外，还需男女精气交合而能使女子受孕。因此，此处"冥冥"即是以男女交合的环境来隐喻男女交合，从而阐述了人之产于"冥冥"。"冥冥"作为隐喻之用，亦见于《黄帝内经》中，《素问·阴阳类论》曰："上合昭昭，下合冥冥，诊决死生之期，遂合岁首"，此"冥冥"喻为"地"，为"阴"，全句可译为：上配合天，下配合地，以阴阳之道，诊断判定病者的死生之期，就得合计一岁之中岁首为何气。可见，"冥冥"在医学中确有隐喻之用。

（二）明喻

关于身体的结构，《脉书》曰："夫骨者柱也，筋者束也，血者濡也，脉者渎也，肉者附也，气者昫也，故骨痛如斩（斫），筋痛如束，血痛如浧，脉痛如流，肉痛如浮，气动扰。"根据身体结构的性质，进行了比喻，将骨喻为柱子；筋喻为绳子；将血喻为濡润身体的汁液；将脉喻为身体内部的沟渠；将肉喻为附着在身体上的东西；将气喻为身体吐纳呼吸的物质。以骨为柱、以筋为束、以血为濡、以脉为渎、以肉为附、以气为响，主要从这六种结构的功能进行比喻，从而较为生动直观地反映了它们的功能。

关于治身之法，《引书》曰："治身欲与天地相求，犹橐籥[1]也，虚而不屈，动而愈出。闭玄府，启缪门，阖五藏，达九窍，利启阖腠理，此利身之道也。"将保养身体的方法比作风箱之原理，虽然内部空虚，但不能弯曲，鼓动得越快，排出的风越多，也就是说这是一种运动养生法，与上文的导引之论一脉相承，其后"闭玄府，启缪门，阖五藏，达九窍，利启阖腠理"是运动所达到的效果，乃利身之道也。

五、结构身体观

本书第一章"身体·词汇"将简帛医书中的身体词汇进行了分类整理包括：①总述身体词汇；②体表词汇；③脏腑词汇；④五官九窍词汇；⑤经脉词汇；⑥骨学词汇；⑦体表附属物词汇；⑧人体生理病理产物词汇等八个类别。可见当时对于身体结构的认识已经基本完善，因此，本书提出了简帛医书时代中医学已经对身体解剖展开了初步的探索，对人体的内部结构已经有了一定的认识。简帛医书对于结构身体的认识，也反映了中医学的学科性质，相较于其他人身哲学，虽然也关注身体问题，但不如医学这么具体。这也奠定了中医学理论性质，既含有形而上的哲学特征，也包括形而下的技术层面。

除大量的身体词汇外，经脉也是组成身体结构的重要内容，相较于《灵枢》中的十二经脉体系，简帛医书中的经脉为十一脉，而绵阳双包山西汉人体经脉漆雕为十脉，成都老官山西汉经穴髹漆人像经脉有待进一步研究，可以看出这一时期的经脉理论尚未统一，属于经脉理论的早期阶段。经脉可以说是中医认识身体的创造性发明，经脉理论是中医学的原创性理论，在中医学中占有重要地位。通过三阴三阳的分类，《脉书》云："凡三阳，天气也。其病唯折骨、裂肤，一死。凡三阴，地气也。死脉也，阴病而乱，则不过十日而死。"又将气与脉合而论述，《武威汉代医简·第一类简》曰："年已过百岁者不可灸刺，气脉一绝，灸刺者随针灸死矣。"即气脉相随。三阳之脉与天气相通，三阴之脉与地气相贯，身体通过经脉与天地相感应。因此，经脉身体除是结构的身体外，亦是"数术的身体"，体现了"天人相应"的思维特征。

六、小结

先秦两汉简帛医书因长埋地下而未受世人流传如传抄、修订、增补等的影响，更加真实地反映了先秦两汉时期中医学的原本面貌。先秦两汉简帛医书"身体观"代表了中国早期医家对身体的认识，是中医学理论构建的起源，反映了中医学理论的最初面貌。丰富的身体词汇表明早期医家对于身体结构的关注并涉及初步的人体解剖。在身体疾病与养护方面，古人逐渐积累经验，并通过语言进行人体生死、身体结构、经脉、疾病以及养生身体特征的论述，同时还辅以身体图像进行表达与阐释，并提出了一些具有中医思维特征的身体观点。通过总结认为早期医家身体观是一种气化的身体观、数术的身体观、中和的身体观、比喻的身体观、结构的身体观，其当代价值主要体现在以下三个方面。

（一）有利于中医学现代学科性质的定位

由于现代科学的冲击，近代以来，中医学被冠过"伪科学""迷信"等名头，更有"中医存废之争"，归根结底，是由于中医学的有关理论无法用现代科学解释而造成的。时过境迁，中医的临床疗效、养生保健、文化精神均逐步得到了认可，"中医科学性问题"也已经不是那么激烈的争论，但是对于中医学现代学科性质的定位仍对中医学的未来发展具有指向性作用。目前，我国学科设置按现代学科进行分类，中医学作为医学，毫无疑问应当归入自然科学，但是中医作为中国传统学术的重要组成，又有其自身的独特性。其缘于何？可从中国早期医家身体观来看，其一，气化身体，气作为中国哲学的基本概念，运用于各家学说之中，中医学用"气"来阐述身体理论，体现在以"气"化生，即气是生命的本源；以"气"筑形，即气是身体的重要组成；以"气"决死，即气弱则人病，气绝则人亡。同时经脉身体理论、导引养生等均以"气"作为重要对象，如"却谷食气"之说，就是基于"食谷者食方，食气者食圆，圆者天也，方者地也"的认识，通过食谷与地联系，通过食气与天关联，因而食气可以与天合而达养生之效。其二，数术身体，数术是先秦两汉时期人们认识宇宙的重要方法，"人身小宇宙，宇宙大人身"，中医学将数术之学引入对身体的认识，包括"三阴三阳""九窍十二节""五脏六腑"等的论述都是以数术之理作为指导，又如"人字图"亦是以数术之理来预测新生儿的命运。其三，中和身体，"中和"最为中华文化的基本核心，强调中庸和谐，正如《礼记·中庸》所言："喜怒哀乐之未发谓之中，发而皆中节谓之和。中也者，天下之大本也；和也者，天下之达道也。致中和，天地位焉，万物育焉。"中医学认为"贵人之所以得病者，以其喜怒之不和也"（《引书》），身体疾病的产生是由性情不和所致，治疗要"取有余而益不足也"（《脉法》）。中医学理论从其构建起就与中国古代哲学密不可分，与诸子百家可谓同根同源，这也是为何有"不知易，不足以言太医""医道同源""秀才学医，笼中捉鸡"之说，中医学与易、道、儒的理论根源具有相通性。所以说，中医学不能单纯归入现代自然科学体系，除具有形而下的技术层面的知识，中医还具有形而上的哲学层面的理论，应当引起中医学界的重视。中医学应当具有现代自然学科和社会人文学科的双重属性。

（二）确立中医哲学在中国哲学中的地位

2004 年我国第一部中医哲学教材《中医哲学基础》出版，2016 年进行了再版修订，标志着中医哲学已经进入了中医学教育体系。中医哲学是指中医学中形而上的理论部分，将中国古代哲学的基本范畴运用于医学阐述，使之赋予了医学意义，如"三阴三阳"理论就是中医学特有的阴阳学说。早期医家运用"天人相应""取象比类""数术思维"等思维方式建立起中医身体观，是中医学对中国古代哲学的具体应用：①天人相应，如导引通过呼吸天地之精气，以身体动作将天地之精气导入体内运行，使身体与天地通过"气"而感应，从而达到祛疾养生目的。②取象比类，如"寒头暖足"，《灵枢·邪客》说："天圆地方，人头圆足方以应之。"人法天而则地，立于天地之间。若将人身与天地进行类比，则头以象天而足以象地。古人又认为天为阳，地为阴。故头为阳而需寒，足为阴而需暖。③数术思维，如人身"九窍十二节"，《天回医简·脉书·上位》曰："人有九徽（窍）五藏（脏）十二节，皆壘（朝）于气。"《淮南子》卷三《天文训》："天有九重，人亦有九窍；天有四时以制十二月，人亦有四肢以使十二节。"《灵枢·邪客》曰："地有九州，人有九窍……岁有十二月，人有十二节。"以"数"为媒，将身体与自然界进行对应，是古人认识世界和身体的方式。中国古代哲学是古人认知世界和身体的根本方法，早期医家身体观的构建离不开中国古代哲学的内容和思维方式，而中医身体观是将中国古代哲学的内容与思维方式运用于医学的表达，所以说中医哲学是中国哲学的重要组成。

（三）治身之道对当代健康生活的影响

早期医家身体观的治身之道主要包含治身理念和治身方法。

1. 治身理念　主要体现于"和"理念，包括：①"不和致病"，如食饮不和，曰："人之所以得病者，必于暑湿风寒雨露，腠理启阖，食饮不和，起居不能与寒暑相应，故得病焉。"（《引书》）如情志不和，曰："贵人之所以得病者，以其喜怒之不和也。"（《引书》）②"治病求和"，曰"治病者取有余而益不足也。"（《脉法》）③"以和为养"，曰："神和内得，魂魄皇皇，五脏固博，玉色重光，寿参日月，为天地英。"（《十问·秦昭王问王朝》）

2. 治身方法　主要包括养生原则和导引之术。养生原则如"寒头暖足""却谷食气""审夫阴阳"，体现了天人合一的养生理念；导引之术主要见于《导引图》和《引书》中，即"导气令和，引体令柔"之义。综合而言，早期医家身体观即以"和"为治身之道的出发点，是治身之根本也。

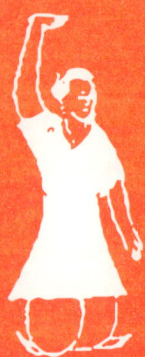

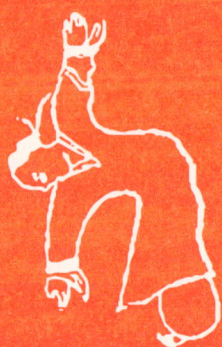

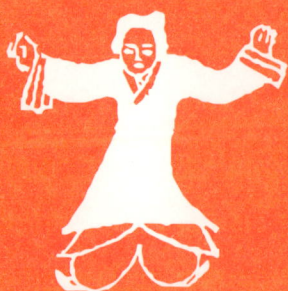

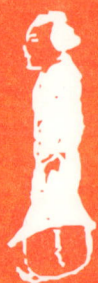

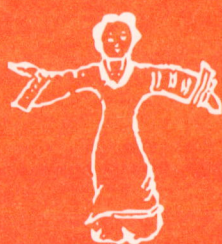

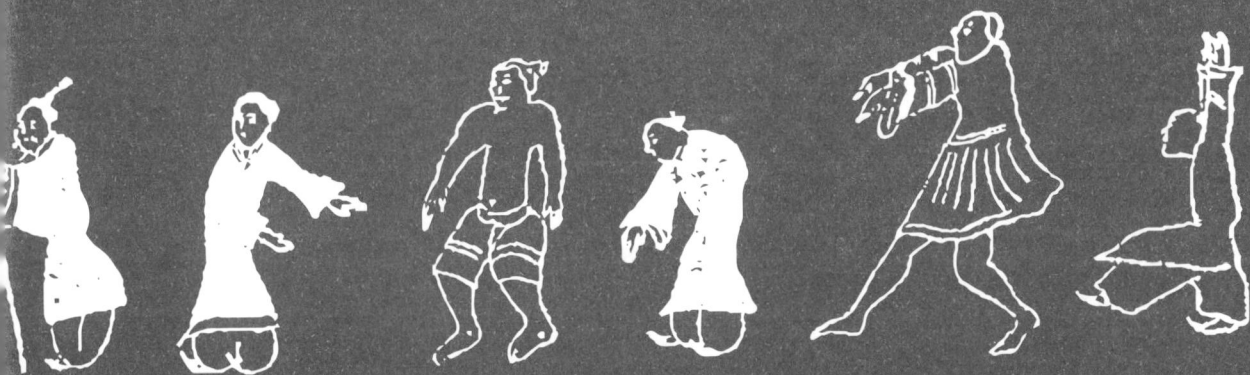

第五章

身体·养生

引言

养生是中华文化最具特色的身体认识，而早在简帛医书中就有丰富的论述，并提出了一些具有代表性的养生原则，如寒头暖足、却谷食气、审夫阴阳、逐月妊娠等。

身体的养护是指通过某些方法进行身体的保养和疾病的治疗，从而达到身体的健康，提高生命的质量和长度，因而中医常有"养生""治未病"等说法。简帛医书中虽然没有直接使用"养生"或"养身"，但与其相关的概念"养""生""身"等词已经多次出现。庄子最早将"养生"连用，用来表示"养护生命"之意。《庄子·养生主》曰："吾（文惠君）闻庖丁之言，得养生焉。"用"养生"来表达遵循天道，自然而行之义。简帛医书中的养生是以身体本身为基础的一种保健，书中使用了一些具有中医思维特色的词语作为"养生"的指导，具有高度概括性和原创性，足以表达早期医家对身体养护的认识，故可称之为"养生原则"。如"寒头暖足"，《脉法》《脉书》均有"气也者，利下而害上，从暖而去清焉。故圣人寒头而暖足。治病取有余而益不足也"之论，而"寒头暖足"就是早期医家对身体的一种认识，具有中医学思维特色。"却谷食气"就是论述人体可以通过却谷和食气两个方面进行养生修炼，从而达到健身延年的目的，因此，"却谷食气"是早期医家"养生"的重要原则。"审乎阴阳"，在《十问》尧与舜的对话中，尧提出"治生奈何？"的问题，舜以"审夫阴阳"答之，表明"审夫阴阳"就是治生、养生的理念。"逐月妊娠"一词虽然《胎产书》没有直接提出，但"幼频"逐月描述了胚胎在母体中的变化即生长发育特征以及孕育逐月的养胎法，遂把"逐月妊娠"归于此类。

一、寒头暖足

1.马继兴.中国出土古医书考释与研究（上）[M].上海：上海科学技术出版社，2015.

1973 年底至 1974 年初，湖南省长沙市马王堆 3 号汉墓出土了一批简帛医书，"寒头暖足"就出现在这批帛书《脉法》中，这是"寒头暖足"这一提法的最早文献记载。1983 年底至 1984 年初，湖北省江陵县张家山 M247 汉墓出土的竹简《脉书》又含有《脉法》内容，称为《脉法》乙本，马王堆《脉法》则称甲本，均为传世未见之医学专书。据考证 [1]，马王堆汉墓墓葬的准确年代为公元前 168 年，即汉文帝前元十二年，因此《脉法》甲本的成书年代应在此之前，而张家山汉墓墓葬的年代为汉代吕后至文帝初年，相当于公元前 2 世纪中期左右，且《脉法》乙本不避汉惠帝（公元前 194—公元前 188 年）名讳的"盈"字来看，其抄写年代至少在公元前 2 世纪以前。由此可见，《脉法》甲、乙本当属同一时代作品。《脉法》乙本保存较甲本完整，故学术界常以乙本为基础，用甲本进行互校。

（一）"寒头暖足"之提出

《脉法》曰："气也者，利下而害上，从暖而去清焉。故圣人寒头而暖足。治病取有余而益不足也。"以"寒头暖足"作为主题词，运用查阅文献、检索数据库等方法对古代文献进行查找，除《脉法》甲、乙本外，尚未发现有文献直接提出"寒头暖足"的观点。以"寒头""暖足"分别作为主题词进行查找，尚能找到少量相关文献。"寒头"，如《千金翼方》曰："或患寒头掉不自支任者，由食少，药气行于肌肤，五脏失守，百脉摇动，与正气竞故也。""暖足"，如《诸病源候论》引《养生方导引法》云："若腹内有气胀，先须暖足，摩脐上下并气海，不限遍数，多为佳。"《三元参赞延寿书》曰："秋伤于湿，上逆而咳，发为痿厥。又立秋日勿浴，令皮肤粗燥，因生白屑。又八月一日后，微火暖足，勿令下冷。"《遵生八笺》载："其月（正月）宜加绵袜以暖足，则无病。""寒头暖足"提出于汉初以前，但却随简帛医书长埋于地下，直到1973年、1983年《脉法》甲、乙本的相继挖掘问世，才得以重现于世人眼前。

（二）"寒头暖足"之思维方式

《说文解字》《释名》对于"头、首、颠、足、脚"仅以人体部位名释之，如《说文解字》："头，首也，从页，豆声。"《释名》："头，独也，于体高而独也。"二书对于头、足及相关词汇并无更多的内涵诠释。古人擅长运用直觉体悟和取象比类的方式对事物进行认知，对于人类的身体亦是如此。"寒头暖足"就是中国早期医家基于自身的自觉体悟并且结合了阴阳哲学思维而对身体进行的取象比类。身体对自然的感知是人类生存的本能，尤其是自然界寒热的变化，《灵枢·邪气脏腑病形》曰："黄帝问于岐伯曰，首面与身形也，属骨连筋，同血合于气耳。天寒则裂地凌冰，其卒寒或手足懈惰，然而其面不衣何也？"黄帝问岐伯说，天寒地冻或者突然变冷之时，人们手足麻木而不灵活，但面部露在外面却为何不怕冷？"岐伯答曰：十二经脉，三百六十五络，其血气皆上于面而走空窍，其精阳气上走于目而为睛，其别气走于耳而为听，其宗气上出于鼻而为臭，其浊气出于胃，走唇舌而为味。其气之津液皆上熏于面，而皮又厚，其肉坚，故天气甚寒不能胜之也。"岐伯主要从"气"的角度来回答黄帝的问题，也就是"头为诸阳之会而能耐寒"的道理，即《难经·四十七难》所云："人面独能耐寒者，何也？然。人头者，诸阳之会也，诸阴脉皆至颈、胸中而还，独诸阳脉上至头耳，故令面耐寒也。"这与《脉法》言"气[1]也者，利下而害上，从暖而去清焉"，即阳气可利下而暖足，上头则阳气过剩而为害，且阳气能趋向温暖、摒除寒凉。正是这种身体对寒温的直觉体悟，结合人身之寒温与自

1.注：马继兴认为《脉法》中的"气"，并没有像《黄帝内经》一样，被分化为"阳气"和"阴气"两大类，乃至其他更多的名称和种类。而从该书"气"的特征来看，则与《黄帝内经》的"阳气"具有完全相同的概念，可以视为同义词，但和"阴气"的性质则迥然不同。因此可以认为该书中的"气"的学说应当属于《黄帝内经》以前更为古老的理论。

然之寒温的取象比类，使得古人从生理上认识到了人身"头耐寒，而足恶寒"的特性。

《周易·说卦传》以取象比类的思维方式指出"首"居于人体最高而对应"乾卦"，"足"使人体走动而对应"震卦"。曰："乾为首，震为足。"张介宾解释说："乾为首，阳尊居上也；震为足，刚动在下也。"(《类经图翼》) 头应乾而属金，足应震而属木，金为寒，木为温，故寒头而暖足。马王堆帛书《阴阳脉死候》曰："凡三阳，天气也。其病唯折骨、裂肤，一死。凡三阴，地气也。死脉也，阴病而乱，则不过十日而死。"以"三阳"为天气，"三阴"为地气。《素问·阴阳应象大论》曰："故积阳为天，积阴为地。"即天为阳，地为阴。《灵枢·邪客》说："天圆地方，人头圆足方以应之。天有日月，人有两目。地有九州，人有九窍。天有风雨，人有喜怒。天有雷电，人有音声。天有四时，人有四肢。天有五音，人有五藏。天有六律，人有六腑。天有冬夏，人有寒热。"人立于天地之间，法则天地，在"天阳地阴"的阴阳哲学思维下，对身体进行取象比类，故以头象天，为阳而需寒，以足象地，为阴而需暖。这体现了中国早期医家以阴阳哲学为基础将自身直觉体悟和取象比类相结合的思维方式。

（三）"寒头暖足"之应用

"寒头暖足"的重新提出，被作为养生学的基本原理得到了大家的普遍关注，但对于这一身体观的应用尚未得到全面的挖掘。中国历代医家虽未以"寒头暖足"之名进行理论的构建，但在治疗学、针灸学、养生学、民俗学及现代科学中进行了传承和发展。

1. 治疗学　马王堆帛书《却谷食气》曰："清风者，口四塞，清风折首者也。"论述"清风"天气，禁止练功，因为清风折首，即寒风之邪中头而致病。也就是说"头耐寒"是身体正常状态下的基本生理特性，但受到"寒风之邪"入侵亦会致病。那么身体出现头热，足寒的病理特征，该如何治疗？如《素问·通评虚实论》所云："帝曰：脉实满，手足寒，头热，何如？岐伯曰：春秋则生，冬夏则死。""此属上热下寒之寒热错杂之证。头热是因上属阳盛阴不足，手足寒乃属下焦阴盛而阳不足。所以该脉证春秋阴阳之气俱不足时，上热下寒之证不致过盛，故有生还的可能。可到了夏热冬寒盛极之时，则上热更炽，下寒更甚。故曰死不治。"[1] 其治则当以"治病取有余而益不足也"为原则，即后世提出的"补虚泻实"之说。《备急千金要方》曰："人头边勿安火炉，日久引火气，头重目赤，睛及鼻干……冬日冻脑，春秋脑足俱冻。此乃圣人之常法也……人有患天行时气者，皆由犯此也。即须调气息，使寒热平和，即免患也。"寒热平和即"寒头暖足""补虚泻实"的最终目的。

2. **针灸学** 《脉法》甲乙本均与《灸经》合在一起，说明脉法与针灸学关系密切。"寒头暖足"在灸法中的运用为头面一般禁灸，因头为诸阳之会，使用灸法容易上火而致病，但是足部恰恰提倡使用灸法，如《针灸大成》引《备急千金要方》灸法云："若要安，三里常不干"，即是说足三里可以用瘢痕灸进行保养，人就会身体健康。《素问·五常政大论》云："气反者，病在上，取之下；病在下，取之上"，这种上病下治，下病上治的方法，常在针灸学中应用，而这与《脉法》所言"气也者，利下而害上"相合，即可通过针灸人体下部而使头部阳气下足，使人体阳气平衡。同时上文提到的"治病取有余而益不足也"，即所谓"补虚泻实"理论也是针灸学的重要治疗原则之一。

3. **养生学** "故圣人寒头而暖足"说明"寒头暖足"是上古圣人总结的养生智慧，这种理念除治病外，也是人们日常保健的基本原则。安徽医科大学生理学教授张景行说："人们入睡以后头部温度一般比体温要低几度，约在34℃~34.5℃，如果头部温度过高会影响入睡。"[2] 也就是说睡觉时头部温度不宜过高，正如孙思邈所言："冬夜勿覆其头，得长寿"，即使冬天睡觉时也不能用被子捂头，才能够长寿。中国枕具文化最早可追溯到公元前1500年左右的殷商时代，甚至有说比殷商更早。[3] 古代枕具中的石枕、木枕、铜枕、陶枕、瓷枕、竹枕、漆枕、玉枕等，从材质上说这些硬枕散热较好，更利于睡眠。在药枕方面，除采用芳香避秽的药物外，还常使用寒凉药物作为材料，如《肘后备急方·治卒魇寐不寤方》中"辟魇寐方"曰："作犀角枕佳，以青木香纳枕中"，又曰："决明子作枕，胜黑豆，治头风，明目也。"《备急千金方·风头沐汤方》："常以九月九日取菊花作枕袋，

1. 李国清，王非，王敏，等．内经疑难解读 [M]．北京：人民卫生出版社，2000：230-231．

2. 张景行．枕头温度决定睡眠质量 [N]．健康时报，2008-02-21（A04）．

3. 伍海环．论中国枕具文化艺术 [J]．美术大观，2006，（7）：70-71．

1. 脚婆:又称"汤婆子""锡夫人""汤媪",是古代一种用铜或锡制成的扁瓶,内灌热水,置于被中,用以暖脚。

2. 曹兆兰,陈俊,刘海樱,等.全身及选择性头部亚低温治疗新生儿缺氧缺血性脑病的疗效比较 [J].南京医科大学学报(自然科学版),2010,30(3):423-425.

3. Wagner K R, Zuccarello M.Local brain hypothermia for neuroprotection in stroke treatment and aneurysm repair[J].Neurological Research,2005,27(3):238-245.

4. 杨文聪.足浴方对轻中度高血压患者疗效的临床观察 [D].广州:广州中医药大学,2008.

枕头良。"《日华子本草》:"绿豆,作枕,明目,治头风头痛。"犀角、青木香、菊花除芳香外,也皆为寒性之药,决明子、绿豆亦为性寒之品。

黄庭坚《戏咏暖足瓶二首》云:"小姬暖足卧,或能起心兵。千钱买脚婆[1],夜夜睡天明。脚婆元不食,缠裹一衲足。天明更倾泻,颜面有余燠。"由此可见,暖足作为一种日常养生理念深入人心。中医学上,《理瀹骈文》言:"临卧濯足,三阴皆起于足指,寒又从足心入,濯之所以温阴而却寒也。"人老则阳气渐衰,足为三阴之会,阳气最弱,因此常言:人老足先老,脚寒百病生,养树先护根,养生先护足。

4. 民俗学　"寒头暖足"在民俗学中主要以"民谚"的形式传播,与《脉法》一脉相承,如湖南谚语云:"头对风,暖烘烘;脚对风,请郎中",山西谚语说:"头凉脚暖不生灾",这两句民间谚语都完整保存了"寒头暖足"的意思。谚语一般都是经过口头传下来并广泛流传于民间的短语,大多言简意赅,反映了劳动人民的生活经验。中医药谚语则是古人将人们在日常生活中使用的中医药知识进行总结,然后以口耳相传的方式进行流传,主要对身体健康具有指导或者警示作用。除上述谚语外,还有"人怕冻脚,狗怕冻嘴""寒气多从足上起""足寒伤心,民怨伤国"等警示人们要注重足部保暖。

5. 现代科学　现代临床上可采用"亚低温疗法"即采用人工方法使脑温下降 2℃～5℃来治疗新生儿缺氧缺血性脑病。研究表明,亚低温治疗新生儿缺氧缺血性脑病是安全可行的,对于减轻或预防该病的后遗症,提高生活质量有很好的临床疗效,而且全身亚低温不需要特殊的仪器,有利于基层医院开展[2]。这表明"寒头"对于人体具有重要意义,尤其在保护脑部方面,如有研究表明[3],脑部的局部冷却不会对皮质神经元造成损伤,并可以保护血脑屏障,减少血管源性脑水肿的发生。在暖足方面,现代科学研究证明[4]足浴疗法对轻中度高血压有确切的疗效,比单用西药效果更佳,尤其在改善症状诸如心烦、急躁等,提高患者睡眠质量方面,更有独到的效果。糖尿病足常出现足部温度下降的表现,临床上常以改善足部温度来判断预后,可用艾灸治疗糖尿病足,如艾灸三阴交能促进血液循环,增加局部血液流量,改善患者足部血液运行,从根本上减少足溃疡发生的危险因素，延缓病情的进展，对 0 级糖尿病足的进一步发展起到一定的阻止和预防作用 [1]。在治疗糖尿病足胼胝方面，有研究表明 [2]："桃红四物汤加味足浴联合芒硝外用可明显消肿、软坚，使糖尿病足胼胝易于剥离、脱落，降低了糖尿病患者足的局部压力，降低了足部溃疡风险。"综上可知，现代科学研究表明"寒头"与"暖足"对相关疾病确有疗效。

1. 王洁，黄香妹，金瑞芬，等 .0 级糖尿病足血管病变患者艾灸三阴交穴的效果观察 [J]. 护理学报，2012，19（4A）: 70–72.

2. 苏文博，刘香春，李志悦，等 . 桃红四物汤加味足浴联合芒硝外用治疗糖尿病足胼胝疗效分析 [J]. 中华中医药杂志，2015，30（4）: 1345–1346.

二、却谷食气

1.唐兰.马王堆帛书《却谷食气篇》考[J].
文物，1975，(6)：14–15.

《却谷食气》出自马王堆汉墓，与《阴阳十一脉灸经》(乙本)、《导引图》合抄于一幅高约 50cm 的帛上，唐兰说："马王堆帛书的导引图前，有文字二十六行，每行五十余字至六十一字，写在整幅帛上，朱丝栏，墨书。无题，今据内容定为《却谷食气》。字体是由篆变隶的过渡形式，当是汉初写本，可能在高祖、惠帝时期（公元前 206—前 188）。"[1]2014 年裘锡圭主编《长沙马王堆汉墓简帛集成（六）》指出："所谓'却谷'，帛书原文作'去谷'。我们认为'去谷'之'去'当如字读。'去'可训为避、除，'去谷'即'避谷''辟谷'。'去谷'这一说法见《云笈七签》卷四十四《存思部三》《医方类聚》卷二百零四《养性门六》等。故此次整理将原篇题《却谷食气》改为《去谷食气》。"因"却谷食气"已在学界沿用近 40 年，遂仍以之行文论述。

（一）"却谷食气"之提出

"却谷"原作"去谷"，本书开篇即言："却谷者食石韦，朔日食质，日加一节，旬五而止；旬六始匡，日去一节，至晦而复质，与月进退"，提出以食用石韦来代替食谷，并讲述了按月服用的方法。石韦为何物？《神农本草经》："石韦，味苦平。主劳热邪气，五癃闭不通，利小便水道。"现代药理研究认为"石韦中含有多种活性成分，其中芒果甙（mangiferin）经药理研究证明有抑菌和抗单纯疱疹病毒作用，异芒果甙（isomangiferin）为镇咳祛痰的有效成分，且有抗单纯疱疹病毒作用，绿原酸（chlorogenic acid）也有抗菌、兴奋中枢神经系统及其它多种药理作用"[1]。若从营养学的角度来看，石韦是无法代替五谷的。关于食气，曰："食气者为呴[2]吹，则以始卧与始兴。凡呴中息而吹。年二十者朝二十，暮二十，二日之暮二百；年三十者朝三十，暮三十，三日之暮三百。以此数推之"，提出食气之时为临睡前和早起后，以及食气的方法。"食气"提出后，接着论述了春夏秋冬四时之呼吸养生法，据饶宗颐考证[3]，此处所述的"食六气之法"，即《陵阳子明经》佚说[4]，六气分别为"匡光""朝霞""沆瀣""输阳""正阳""输阴"。继而提出五种食气天气禁忌，即春忌"浊阳"、夏忌"汤风"、秋忌"清风""霜雾"、冬忌"凌阴"和六种适宜食气天气的特征，即"朝霞""□□""输阳""匡光""□□""沆瀣"。最后，又回到食六气之说的论述。

（二）"却谷食气"之思维方式

早期养生家通过对人们饮食和呼吸的观察，提出了身体可通过"却谷食气"达到养生的目的，并说明了"食用石韦"和"食气"的方法，重点论述了"食六气"及相关理论，那么"却谷食气"的思维方式是如何产生的?《却谷食气》曰："食谷者食方，食气者食圆，圆者天也，方者地也"[5]，天圆地方是古代宇宙观的一种认识，谷出于地，即谷物是长于地上，故曰食谷者食方；气来于天，即气充于天中，故食气者食圆，正体现了中医学"天人相应"的思维方式，此说与《灵枢·邪客》："天圆地方，人头圆足方以应之"的思维方式一致，清代医家熊笏《中风论》亦曰："人身养生之气有二：一曰呼吸天气，盖人在天地气交之中，如鱼之在水也……一曰饮食地气，即胃所受之水谷也。"但是"食气"并不是包括了所有的"天气"，因此进一步提出了四季变更所食之气也是不同的，也就是"食六气"与"忌五气"的论述，这同样是基于对自然界的观察而来，人需应时而食相应之气，忌食"乱气"即四时中不与身体相应之气也。

1. 李洁，童玉懿. 石韦有效成分的高效液相色谱测定 [J]. 药学学报，1992，27（2）：153-156.

2. 呴（xǔ）:慢慢呼气,《淮南子·精神训》曰："吹～呼吸，吐故纳新。"

3. 中华书局编辑部. 文史·第20辑·马王堆医书所见"陵阳子明经"佚说 [M]. 北京：中华书局，1983：276.

4. 具体可参考：马继兴著《中国出土古医书考释与研究》下卷，上海：上海科学技术出版社，2015：569-575；李零著《中国方术正考》，北京：中华书局，2006：276-278.

5. 关于"方与圆"的理论，马继兴则是从"针法补泻"上进行阐述的，详见其著《中国出土古医书考释与研究》下卷，上海：上海科学技术出版社，2015：575.

（三）"却谷食气"之应用

"却谷"即"去谷"，又与"绝谷""避谷""辟谷"同义，"食气"即"行气""服气"，因此"却谷食气"主要为养生家所用，主要见于医家和道家的著作中，如《庄子·逍遥游》有神人不食五谷之说，曰："藐姑射之山有神人居焉，肌肤若冰雪，淖约若处子；不食五谷，吸风饮露；乘云气，御飞龙，而游乎四海之外。"《史记·留侯世家》："（张良）乃学辟谷，道引轻身"，指出辟谷有轻身的功效。唐末五代高道杜光庭《道德真经广圣义》卷九曰："老君令人养神宝形，绝谷食气，为不死之道。"熊笏《中风论》云："天气无形而至刚，故古之圣人有服气却谷之法。"

然而，"却谷食气"作为养生之法并非全然得到认可。早在东汉，唯物主义哲学家、无神论者王充就在《论衡·道虚》中提出异议，曰："世或以辟谷不食为道术之人，谓王子乔之辈以不食谷，与恒人殊食，故与恒人殊寿，逾百度世，遂为仙人。此又虚也。夫人之生也，禀食饮之性，故形上有口齿，形下有孔窍。口齿以嚼食，孔窍以注泻。顺此性者为得天正道，逆此性者为违所禀受。失本气于天，何能得久寿？使子乔生无齿口孔窍，是禀性与人殊；禀性与人殊，尚未可谓寿，况形体均同而以所行者异，言其得度世，非性之实也。夫人之不食也，犹身之不衣也。衣以温肤，食以充腹。肤温腹饱，精神明盛。如饥而不饱，寒而不温，则有冻饿之害矣。冻饿之人，安能久寿？且人之生也，以食为气，犹草木生以土为气矣。拔草木之根，使之离土，则枯而蚤死。闭人之口，使之不食，则饿而不寿矣。道家相夸曰：真人食气，以气而为食。故传曰：'食气者寿而不死，虽不谷饱，亦以气盈。'此又虚也。夫气，谓何气也？如谓阴阳之气，阴阳之气不能饱人，人或咽气，气满腹胀，不能馋饱。如谓百药之气，人或服药，食一合屑，吞数十丸，药力烈盛，胸中愦毒，不能饱人。食气者必谓吹呴呼吸、吐故纳新也。昔有彭祖尝行之矣，不能久寿，病而死矣。"葛洪《抱朴子内篇·杂应》则对辟谷作了相对客观的评价，曰："道书虽言欲得长生，肠中当清；欲得不死，肠中无滓。又云，食草者善走而愚，食肉者多力而悍，食谷者智而不寿，食气者神明不死。此乃行气者一家之偏说耳，不可便孤用也。"

三、审夫阴阳

《十问》出自马王堆汉墓，该竹简"共一百零一枚，简长约二十三厘米，宽六毫米，上下两道编绳。本篇出土时是与《合阴阳》合卷成一卷的，故原整理者将《十问》简号与《合阴阳》合排。此篇共分十个部分，系以相互问答的形式编写而成，整理者据其体例以'十问'作为篇名。《十问》内容属于房中术，部分内容可与马王堆竹简《合阴阳》《天下至道谈》，帛书《养生方》，《医心方》卷二十八《还精》等相参看"[1]。十问，即黄帝问天师的食神气之道、黄帝问大成的起死食鸟精之道、黄帝问曹敖的接阴治神气之道、黄帝问容成的长寿之道[2]、尧问舜的接阴治气之道、王子巧父问彭祖的阴精长养之道[3]、帝盘庚问耇老的接食神气之道、禹问师癸的治神气之道、文挚问齐威王的养生之道[4]、王期问秦昭王的养生长寿之道[5]，全书除论述养生之理，还涉及呼吸、服食以及身体观等方面的内容。

（一）"审夫阴阳"之提出

《十问》："尧问于舜曰，'天下孰最贵？'舜曰，'生最贵。'尧曰，'治生奈何？'舜曰，'审夫阴阳。'"尧问舜说："天下什么是最宝贵的？"舜回答说："生命是最宝贵的。"尧又问："那该如何养护生命呢？"舜说："要仔细考察阴阳之道。"生，《说文解字》曰："进也。象草木生出土上。凡生之属皆从生。所庚切。"生之本义当为动词，如草木从土中生出，《吕氏

1. 裘锡圭.长沙马王堆汉墓简帛集成 [M].北京：中华书局，2014：141.

2. 长寿之道：原文未总结，今据文义提炼。

3. 阴精长养之道：原文未总结，今据文义提炼。

4. 养生之道：原文未总结，今据文义提炼。

5. 养生长寿之道：原文未总结，今据文义提炼。

1.阴阴:见于黄帝与容成的对话中,表"深藏、深邃"之义,曰:"昼息之治,呼吸必微,耳目聪明,阴阴喜气,中不溃腐,故身无病殃"。

2.务成昭:古代传说中的养生家。

春秋》卷七《孟秋纪·怀宠》曰:"今有人于此,能生死一人,则天下必争事之矣",此"生"即使将死之人活也。《孟子·告子上》:"生亦我所欲也,义亦我所欲也;二者不可得兼,舍生而取义者也",此"生"与《十问》之"生"则指"生命"也。而"身"和"生"是同在的,所以"身"也常指生命,如《楚辞·离骚》曰:"鲧婞直以亡身兮,终然殀(夭)乎羽之野。"仲景《伤寒论·序》曰:"上以疗君亲之疾,下以救贫贱之厄,中以保身长全。"所以说"审夫阴阳"是治生之道,亦可说是治身、养生之道。

(二)"审夫阴阳"之思维方式

早在三千多年前殷商时期的甲骨文中就有"阴"和"阳"的记载,写为"侌""昜",表天象意,与太阳或日光相关,如向日为阳,背日为阴等。而后在先秦著作中都有"阴阳"的论述,如《尚书》《易经》《山海经》《诗经》《周礼》《左传》《国语》等。然而"阴阳"作为哲学概念则在西周末年正式出现,《国语·周语上》曰:"阴阳分布,震雷出滞",用阴阳二气的遍布来阐述春雷震蛰虫出的情景,又曰:"阳伏而不能出,阴迫而不能烝,于是有地震",用阴阳二气交争,而无法正常流动,来解释地震。而"阴阳"作为医学理论在《黄帝内经》中得到了系统的论述,并建立了中医的阴阳学说体系,以阴阳阐释人体的化生及其分类,身体各部均可以"阴阳"分类,如脏属阴,腑属阳。简帛医书中"阴阳"常用于经脉、房中理论中,如《足臂十一脉灸经》《阴阳十一脉灸经》《合阴阳》《十问》中都有阴阳的论述。

"审夫阴阳"用于"治身"之论,其理在何?《十问》中阴、阳、阴阳所指何意?据统计,如表5-1所示,该书中"阴阳"出现5次,"阴"出现20次,"阳"出现5次,"阴阴[1]"出现1次。阴阳之论除"审夫阴阳",另有"尔察天地之情?阴阳为正,万物失之而不继,得之而赢","尺蠖之食方,通于阴阳。食苍则苍,食黄则黄","务成昭[2]以四时为辅,天地为经。务成昭与阴阳皆生,阴阳不死",此五处"阴阳"所论均与"治身"相关,说明养生都符合"阴阳"之道,即要求身体的练养要符合自然界运动变化的规律,是天地阴阳之理对应人身阴阳之说,是出于"天人相应"的思维方式。

表5-1　《十问》中"阴阳、阴、阳、阴阴"的统计

	一问	二问	三问	四问	五问	六问	七问	八问	九问	十问	合计
阴阳	1	1			1	2					5
阴	3	2	2	2	2	2	3	1	1	2	20
阳	2			1		1			1		5
阴阴				1							1

"审夫阴阳"之后，《十问》又云"尧曰：'人有九窍，十二节，皆设而居。何故阴与人俱生而先身去？'舜曰：'饮食弗以，谋虑弗使，讳其名而匿其体，其使甚多而无宽礼，故与身俱生而先身死。'"这段对话主要针对"男子阴器与身体各部一同生成却先于各部衰亡"进行探讨，"阴"指男子性器言。房中术又被称为"接阴之道"，书中20处"阴"，有7处作"接阴"，《说文解字》："接，交也"，接阴表"交合"义，阴当指女子。又有"食阴"之说，阴指阴气，如"君必食阴以为常，助以柏实盛良，饮走兽泉英可以却老复壮，曼泽有光"。关于阳，除表示天气外，如"食阴拟阳，稽于神明"，还有表体之阳部，曰："是故道者发明垂手、循臂，摩腹，从阴从阳，必先吐陈，乃吸朘气，与朘通息，与朘饮食"，又有"雄性"之义，曰："夫鸡者，阳兽也。"虽然《十问》中"阳"的论述较"阴"为少，且大多合用表对立义，亦指对立的两类事物，所以"审夫阴阳"不仅是基于"天人相应"去"治身"，同时也是一种分类思维，从"阴阳"两个方面去看待身体。

（三）"审夫阴阳"之应用

"审夫阴阳"四字合用，传世文献所未见，但其核心内涵与中医阴阳理论乃一脉相承，按其思维方式而言，其应用主要体现在两个方面，一是在养生准则上的应用。"审夫阴阳"基于"贵生"而提出，作为"治身"之法，从其根本内涵而言，与《黄帝内经》所谓"法于阴阳""阴平阳秘"同义，是人们养生的基本法则，也是人身之根本，《素问·阴阳应象大论》曰："阴阳者，天地之道也，万物之纲纪，变化之父母，生杀之本始，神明之府也，治病必求于本。"二是在阴阳分类上的应用。阴阳在《黄帝内经》中主要用

1. 王慧娟.《黄帝内经》分类思维及其形成研究 [D]. 北京：北京中医药大学，2015：80.

于天地的划分、万物的划分、人的划分以及疾病的划分，"阴阳分类所做的是一种整体的划分，所划各部分之间存在紧密联系，空间中的阴阳内外相守，时间上的阴阳相互转化，各部分之间对于整体而言都具有不可缺少的作用，各部分的功能与所在的空间位置和时间次序有重要关联，这便是阴阳分类的整体特点"[1]。

四、逐月妊娠

《胎产书》出自马王堆汉墓，该书在一张正方形帛上，全帛包括图像和文字两个部分，帛书的上二分之一为图像部分，即"人字图"和"禹藏埋胞图法"[1]，下二分之一为文字部分，即《胎产书》。"帛书的文字部分根据其内容可分为两部分。第一部分即从第 1 行至第 13 行，为'禹问幼频'的《养胎论》。'幼频'[2]为喻名，在先秦诸子书中常见这类喻名。《养胎论》的内容为论述十月怀胎的形成和产妇调摄养生的方法，与《诸病源候论》卷四十一'妇人妊娠病诸候'、《备急千金要方》卷二'妇人方'、《医心方》卷廿二'妊妇脉图月禁法第一'所载内容很接近，应该是这类内容最早的祖本，弥足珍贵。帛书的文字部分绘有朱丝栏框，字写在栏内。字体属于带有篆书意味的隶书。"[3]第二部分即从第 14 行至第 34 行，为医方部分，现存医方 21 个，主要为安胎保产、求子方面的药方。

（一）"逐月妊娠"之提出

《胎产书》以夏禹问幼频"我欲殖人生子，何如而有？"开篇，借由此问，幼频将"逐月妊娠"分月述之，曰："一月名曰流形。食饮必精，酸羹必熟，毋食辛腥，是谓哉贞。二月始膏，毋食辛臊，居处必静，男子勿劳，百节皆病，是谓始藏。三月始脂。果隋肖效。当是之时，未有定仪，见物而化，是故君公大人，毋使侏儒，不观沐猴，不食葱姜，不食兔羹。囗欲

1. 禹藏埋胞图法：此名出自裘锡圭主编《长沙马王堆汉墓简帛集成（六）》中华书局，2014 年。此图是为埋藏新生儿胞衣选择方位的方位图。

2. 幼频：马王堆汉墓帛书整理小组认为，"幼频"字面上有多子的意思，当系虚构的人物。

3. 裘锡圭. 长沙马王堆汉墓简帛集成 [M]. 北京：中华书局，2014：93.

1. 始生：参《诸病源候论》卷四十一《妇人妊娠病诸候》、《备急千金要方》卷二引《徐之才逐月养胎方》、《医心方》卷二十八引《产经·十月养胎法》补。

2. 胚：同"胚"。

产男，置弧矢，□雄雉，乘牡马，观牡虎。欲生女，佩簪珥，绅珠子，是谓内象成子。四月而水授之，乃始成血，其食稻、麦、鳝鱼□□，以清血而明目。五月而火授之，乃始成气，晏起□沐，厚衣居堂，朝吸天光，避寒殃，其食稻麦，其羹牛羊，和以茱萸，毋食□，以养气。六月而金授之，乃始成筋，劳□□□，出游于野，数观走犬马，必食□□也，未□□□，是谓变腠□筋，□□□□。七月而木授之，乃始成骨，居燥处，毋使定止☑饮食避寒☑美齿。八月而土授之，乃始成肤革☑是谓密腠理。九月而石授之，乃始成毫毛☑伺之。十月气陈□□，以为☑"，其中七月至十月缺文严重。"逐月妊娠"即妇人妊娠的十个月、十个阶段，分别是：流形、始膏、始脂、始成血、始成气、始成筋、始成骨、始成肤革、始成毫毛、始生[1]。

（二）"逐月妊娠"之思维方式

"逐月妊娠"是早期医家通过对产妇的妊娠观察而进行的总结，应为现代妇产科学"足月产"范畴。"一月名曰流形"，流形原作"留刑"，因同音通假而改作"流形"。《周易·乾·彖》曰："云行雨施，品物流形"，孔颖达《正义》："言《乾》能用'天'之德，使云气流行，雨泽施布，故品类之物流布成形"，《管子·水地》云："男女精气合，而水流行"，均有天地、男女精气交合化而成形之谓。又《文子·九守》云："老子曰，人受天地变化而生，一月而膏，二月血脉，三月而胚[2]，四月而胎，五月而筋，六月而骨，七月成形，八月而动，九月而躁，十月而生"，指出人是受天地变化而化生。《十问》曰："民始敷淳流形，何得而生？流形成体，何失而死？"所以，从"流形"一词可以看出，人之受孕当合天地变化之道，体现了"天人相应"的思维方式。

由于科学技术水平的限制，对于生男生女的问题，古人不知道早在受孕之时性别既定，生男生女是由基因所决定的，而于"三月始脂"中云："□欲产男，置弧矢，□雄雉，乘牡马，观牡虎。欲生女，佩簪珥，绅珠子，是谓内象成子"，而"内象成子"正是古人"取象比类"的思维方式，认为想生男孩就要为孕妇备置弓箭，射雄野鸡，骑公马，观看雄虎；想要生女孩就要让孕妇佩戴簪子、耳环，佩戴珠链。按现代医学，这种方式对于生男生女并没有作用，但是从另一个层面思考，这属于现代"胎教"的范畴，此外逐月妊娠中有不少论述符合现代"优生优育"的内容，如"食饮必精，酸羹必熟，毋食辛腥""毋食辛臊，居处必静"等，体现了我国早期产科学已经具有优生优育的观念。

在"逐月妊娠"的论述中，"四月而水授之，乃始成血""五月而火授之，乃始成气""六月而金授之，乃始成筋""七月而木授之，乃始成骨""八月而土授之，乃始成肤革""九月而石授之，乃始成毫毛"，此六月以六种自然界物质与身体结构相应，其中包括水、火、金、木、土即五行，而"石"按《说卦传》"艮为山，为径路，为小石"，而艮属土，遂五行归类属"土"，认为这种认识属于五行的分类思维，然而将此对应与《素问·阴阳应象大论》中的五行对应身体进行比较，发现两书的对应存有较大差别，如表5-2所示。

表5-2　《胎产书·逐月妊娠法》与《素问·阴阳应象大论》五行对应比较

五行	《胎产书·逐月妊娠法》	《素问·阴阳应象大论》
水	始成血	在体为骨
火	始成气	在体为脉
金	始成筋	在体为皮毛
木	始成骨	在体为筋
土（石）	始成肤革（毫毛）	在体为肉

（三）"逐月妊娠"之应用

"逐月妊娠"作为古代医家对孕妇妊娠的认知，主要运用于产科学中，其中包含了现代"养胎""优生""胎教"等方面的内容。从传世文献《诸病源候论》卷四十一《妇人妊娠病诸候》《备急千金要方》卷二引《徐之才逐月养胎方》、《医心方》卷二十八引《产经·十月养胎法》中相关内容来看，"逐月妊娠"在古代产科学中得到了继承和发展，如《诸病源候论》加入了逐月经脉养胎的内容，《备急千金要方》《产经》的内容与《胎产书·逐月妊娠法》基本相同，此外又被后世妇产科医书收录，如《妇人良方大全》卷之十《胎教门·妊娠总论第一》曰："夫妇人妊娠十月，其说见于古书有

1. 此论：指《诸病源候论》十月妊娠的论述。

2. 张玉珍. 中医妇科学 [M]. 北京：中国中医药出版社，2002：378.

不同者多矣"，指出"十月妊娠"在古医书中多有论述，又对《诸病源候论》《五脏论》《颅囟经》中十月妊娠之论进行论述，最后指出"此论[1]奥微而有至理，余书所论皆不能及也。观此测知巢氏之论，世更有明之者，亦未有过于巢氏之论矣，余因述其说"。

按现代医学[2]，"妊娠满 37 周至不满 42 足周（259 ~ 293 日）间分娩，称为足月产"。据《说文解字注》对"月"长的解释："《书·尧典》：'以闰月定四时成岁。'传：'一岁十二月，月三十日，三岁则置闰焉。'又《书·洪范》：'二曰月。'传：'所以纪一月。'疏：'从朔至晦，大月三十日，小月二十九日为一月。'《礼记·礼运》：'月以为量。'注：'天之运行，每三十日为一月。'"若按一半月份为小月计，十月为 295 日，又《诸病源候论·妇人妊娠病诸候》"妊娠十月，五脏俱备，六腑齐通，纳天地气于丹田，故使关节人神咸备，然可预修滑胎方法也"，《备急千金要方·徐之才逐月养胎方》最后一句为"但俟时而生"，妊娠十月不一定是满十月，因为逐月养胎法讲述的是每个月中该如何养胎，"妊娠十月"，可指第十个月中只要到了"关节人神咸备"之时即可临盆。第十月的第一天约为怀胎的第 266 日，266 ~ 295 日与现代医学足月产的时间相近。

五、小结

几千年来，"寒头"与"暖足"的思想一直指导着中国人的治病与养生，成为人民日用的养生准则并形成民间谚语广为流传，但是其理念的出处一直没有找到。直到马王堆《脉法》(甲本)和张家山《脉法》(乙本)的出现，才让"寒头暖足"这一中国早期医家身体观得以重现。那么，"寒头暖足"这一观念的理论根源为何？通过研究，认为"寒头暖足"是中国早期医家基于自身的自觉体悟，同时又结合了阴阳哲学思维而对身体进行取象比类的结果。头为三阳之会而顶天，足为三阴之聚而立地，人于天地之间，则上阳而下阴，头常热而足常寒，故需"寒头暖足"。当然，"寒头暖足"是相对而言的，并不是说天冷不能戴帽子，天热还要穿袜子，而是要以"寒头暖足"来调节人体上下阴阳的平和，其具体应用在治疗学和针灸学中有"补虚泻实""上病可下治，下病可上治""头面少灸，足部多灸"等说法。在养生学和民俗学中以"寒头暖足"作为日常养生保健的理念，保持头部适度的寒凉，足部足够的温暖，从而达到防病防老的目的。在现代科学研究中，"寒头""暖足"对于某些疾病的治疗确有疗效，但缺少将"寒头暖足"联合的实验研究，仍有待进一步的探索。

"却谷食气"不仅是一种养生学思想，同时也是一种认识身体的观念，是一种养生原则。作为养生家，"却谷食气"是中国养生学的重要观点，在一定程度上有助于人们的养生保健，如"却谷"确有使人"轻身"的功效，而"食气"对于导引也具有重要作用，但是"却谷食气"并不完全科学，如历代"服食文献"中就记载了大量因"却谷"而"服食"致死的事例，就如现代化"辟谷"讲究因人而异一样，不能一味以"却谷"为方法，而应根据自身的体质进行合理"却谷"。作为身体观念，"却谷食气"是基于"食谷者食方，食气者食圆，圆者天也，方者地也"的认识，即养生家把人置于天地之中，认为人通过食谷与地联系，通过食气与天关联，人要与天相合，可以通过"却谷食气"之法。所以说，"却谷食气"作为一种身体观念体现的是"天人合一"的身体观。

在《十问》黄帝与容成的对话中，容成曰："君若欲寿，则顺察天地之道，天气月尽、月盈，故能长生。地气岁有寒暑，险易相取，故地久而不腐。君必察天地之情，而行之以身，有征可知"，虽然此文未提"阴阳"二字，但所述即是"审夫阴阳"之理，即"察天地之情，而行之以身"。本书主要对《十问》中的"阴阳"进行考察，指出"审夫阴阳"源于对天地的观察，即天人相应的思维认知，以及阴阳的分类思维。"审夫阴阳"的治身之说虽然不及《黄帝内经》所论之详备，但其思想内核同出一源，是一种将天地阴阳之情推之于身的养生原则。

古人常用"十月怀胎"来形容作为母亲的不易，教人要孝顺自己的母亲。那么"十月怀胎"的起源来自哪里?《胎产书》"逐月妊娠"的出土重现为我们解决了这个问题，同时也说明了我国很早就已经认识到"养胎""优生"等生育问题，并形成了一套理论，成为古代产科学的重要内容，为中医学界沿用千年。那么"逐月妊娠"作为我国早期医家认识胚胎的一种养生原则，除来源于对孕期的观察外，其理论的构建和思维方式是如何形成的呢?通过对"逐月妊娠"理论论述的分析，以"流形"为切入点，认为人之受孕成形，体现了"天人相应"的思维方式;而妊娠三月，"内象成子"的论述，体现了"取象比类"的思维方式;六至九月妊娠以五行（水、火、金、木、土、石）与身体结构成形相应，体现五行分类思维，但与《素问·阴阳应象大论》所述不符，其间缘由有待进一步考证。

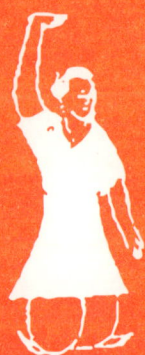

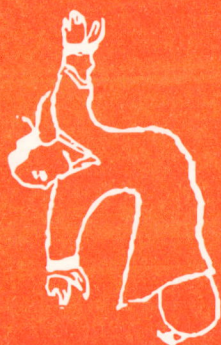

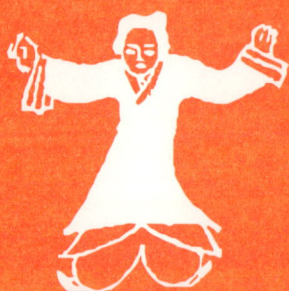

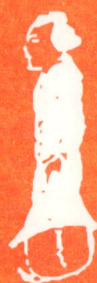

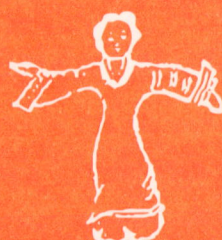

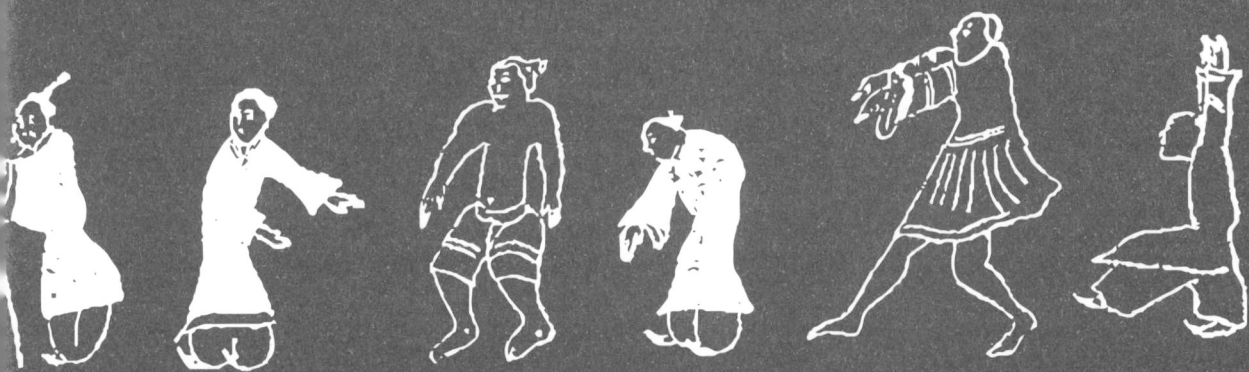

第六章

身体·疗愈

引言

身体疾病是人类无法逃避的问题，简帛医书中记录了大量有关身体疾病的认识，并形成了中医原始的病因观和治疗手段，逐步转变为医疗经验，最终上升为医学理论。

简帛医书中也记载了许多种类的疾病，在上文身体的语言论述中讨论疾病的身体时，我们从经脉、外科、内科、儿科、男科等不同的方面搜集整理了简帛医书中涉及的疾病类文献，这些疾病也从不同程度反映了早期医家身体观的情况，本章节则立足于疾病的病因病机和治疗方法，并以"痛证"为例，结合传世文献《黄帝内经》做了相关方面的比较，分析总结了简帛医书疾病观的发展与转变。从身体疗愈的角度，丰富有关早期医家身体观的内容。

一、病因概述

从病因学角度来看简帛医书中出现的疾病，相关内容比较零碎，且往往不直接论述病因，因此对简帛医书中出现的疾病原因按照现有的"外因""内因"和"不内外因"来进行分析归纳，以便于读者理解和比较简帛医书中的病因与《黄帝内经》中的疾病原因之异同。

（一）外因：外感六淫

在简帛医书中已有一定之六气致病说，并且从整体理论上说明外之六气与致病的关系。主要有《引书》中的两段，说明六淫袭人，并且指出其"通路"为腠理及饮食。《引书》中云："人之所以得病者，必于暑湿风寒雨露，奏（腠）理启阖，食歙（饮）不和，起居不能与寒暑相应，故得病焉。是以春夏秋冬之闲，乱气相薄沓也，而人不能自免其闲（间），故得病。"《引书》又云"治身欲与天地相求，犹橐钥也，虚而不屈，勤（动）而俞（愈）出。闭玄府，启缪门，阖五藏（脏），达九窍，利启阖奏（腠）理，此利身之道也。燥则娄（数）虖（呼）、娄（数）卧，湿则娄（数）炊（吹）、毋卧、实阴，暑则精娄（数）昫（呴），寒则劳身，此与燥湿寒暑相应之道也。"

在其他篇章中，"风、寒、暑、湿、燥、火"亦鲜有出现，即使出现亦较少成为"病因"，现将相关文献分别列举如下。

发现以"风"为病名者仅有《武威汉代医简》中之"大风""头痛风"；

《脉书》和《万物》中之"风"仅有 4 项。以风作病因则有《五十二病方》中的伤痉条目中的"风入伤";服药后"毋见风";"肠"条目的"有（又）久（灸）其痏，勿令风及，易瘳";在《却谷食气》中的排比句中与浊阳、汤风并列，均为未分类的简单致病因素。此等均已见病因学说的雏形，然而风与阴阳并未产生上下层级关系和归类，并属于同级分类，与医和之说相同。同时外邪侵袭人体的机理、停滞的空间、发展的方向和"道路"（传播道路）亦未有建立。仅把风与疾病建构初步相关关系，与其他民族古医学中对"风"的病因理解同样是在"风的流变与疾病相关"[1]的层次。

1.（日）栗山茂久 . 身体的语言 [M]. 台北，究竟出版社股份有限公司，2000：264–270.

《五十二病方》中"伤痉"条云："下膏勿绝，以驱寒气"，直接说明治疗目标为驱去作为病因之一的"寒气"。并在伤痉条中有间接说明"熨寒""一熨寒汗出"之描述，说明亦以"寒之物出"作为治疗目标。而《胎产书》中有"五月……避寒央"，间接说明寒气对产妇的伤害。而在《武威汉代医简》第一类简中就有"治伤寒遂风方"。同时在该简中亦有"心寒气胁下恿""寒气在胃莞腹澵肠"和"膝以下寒气脉不通"等描述。说明了寒气可以在"脏腑"及"经络"等空间流注。而在《脉书》中则有"肠热而渴，为寒中"，说明了寒可以在脏腑间停流。

由于"暑、燥、火、热"此四者性质相近，数量亦较少，故合并为一讨论。如《引书》指出"起居不能与寒暑相应，故得病焉";而在《敦煌汉简》则有云："大黄，主靡（糜）谷去热"，说明药与热邪之间的治疗关系;《居延新简》中有"治除热方"。这些内容，总体上可见简帛医书中较少以"热"作为病因内容，同时亦未说明机理，仅可从治疗上推断"热"具有致病性。《五十二病方》中有"婴儿索痉"条，云："索痉者，如产时居湿地久。"说明湿可作为疾病成因之一。

（二）内因

简帛医书中有关产生疾病的内因，相关记述也不是很多，然而通过相关记述，可以发现在当时内因致病说已有雏形。主要分为"饮食劳倦""起居失调""房事失调"等方面。

如《引书》中云："贱人之所以得病者，劳卷（倦）饥渴，白汗夬（决）

绝，自入水中，及卧寒夬突之地，不智（知）收衣，故得病焉；有（又）弗智（知）昫（呴）虖（呼）而除去之，是以多病而易死。"说明了贫民之起居饮食中，饥饿和过劳，还有受寒均是致病原因。

而关于房事失调，也是简帛医书中有关疾病生成的一大原因。这一点在之前的论述中也多次提及，如《天下至道谈》中就有提及房事失调的结果："不能用八益，去七孙（损），则行年卅而阴气自半也，五十而起居衰，六十而耳目不蔥（聪）明，七十下枯上涚（脱），阴气不用，裸（灌）泣留（流）出。"

此外，在《引书》中还有关于情绪致病的原因："人生于情，不知爱其气，故多病而易死。人之所以善蹶，早衰于阴，以其不能节其气也。能善节其气而实其阴，则利其身矣。贵人之所以得病者，以其喜怒之不和也。喜则阳气多，怒则阴气多，是以道者喜则急呴，怒则剧吹，以和之。吸天地之精气，实其阴，故能无病。"

（三）不内外因

在简帛医书中，疾病的病因病机除了内因和外因之外，大部分属于其他原因，其中又以祝由相关类较为多见，此外还有虫类咬伤、失治误治等其他原因。

在涉医简帛中，具有相当数量的祝由方，如《五十二病方》中就有"祝之，曰：东方之王"等向"人格神"祈祷的祷词，而所有祝由方分量接近三十条，而其他涉医出土文献中亦有可观的祝由治病的记载。在《日书》中则有专篇《洁咎》《病》《有疾》篇，直接说明鬼神致病的状况。如《有疾》篇"甲乙有疾，父母为祟，得之于肉，从东方来，裹以渣器。戊、己病，庚有间，辛酢，若不酢，烦居东方，岁在东方，青色死。"除了说明病因外，还表达了鬼神病因和分类，且具备以"五行""十天干"等对邪祟的分类思维，并说明可占卜出病原及病愈时间。而传世文献亦印证了《日书》中以占卜识的方法，《论衡》中云："卜筮求祟"；还有《史记·龟策列传》中的龟兆："今病有祟，无呈；无祟，有呈。兆有中，祟有内，外祟有外。"

简帛医书还提出误治之祸害，如砭法与脓错配的关系。而误治内容，往往并非指出实际之药误，而是"法则性"的内容。其中针对"砭"法相关的经脉治疗，则常与外科病症相关，即强调适当而避免太过与不及，与后世排脓、放血疗法的原则相似。《脉书》中云："痈種（肿）有农（脓），称其小大而为之（砭）。"另亦有："（砭）有四害：一曰农（脓）深而（砭）浅，胃（谓）之不沓；二曰农（脓）浅而（砭）深，胃（谓）之泰（太）过；三曰农（脓）大而（砭）小，胃（谓）之淪（敛）者恶不毕；四曰农（脓）小而（砭）大，胃（谓）之泛，泛者伤良肉殹（也）。""农（脓）多而深者，上黑而大；农（脓）少而深者，上黑而小；农（脓）多而浅者，上白而大；农（脓）少而浅者，上白而小，此不可不察殹（也）。"

《五十二病方》还载有两种关于虫的病因记述。一种是"虫蚀"及"蛇啮"之类，说明虫对人的直接咬伤。另一种则是"螟"，简文说明是"虫所啮穿""使人鼻抉（缺）指断"，从病症上为类似"麻风"的症状，因此可以理解第二种"虫"是解释性的"虫"，而非肉眼可见可捕捉之虫。另外，在《五十二病方》《武威汉代医简》中，有"诸伤""金创内痓"条目，反映出对外伤并发症的认识。在《五十二病方》中还有"狂犬啮人"及"犬筮（噬）人"的条目，反映出对于人被犬所啮有一定的关注。

（四）病因的诠释

在简帛医书中，总体上对病因已有一定描述，其模式介乎医巫之间，既有鬼神之说，亦有自然哲学之内容，同时亦有经脉与气的描述。乃至于部分著作，同时兼见以上内容。然而我们认为有必要留意一点，"从巫到医"的论题，从当今视角看，是"理性与否"的差异。然而从古代社会的世界观，"巫"世界中的鬼神，亦为自然力量的一部分。故此，此转变来源于社会的世界观所带动的认识论转化，也属于自然力量之定义变化所带来的影响。

通过对简帛医书疾病原因的考察和归纳，可以发现外内因相合的病因观念。《引书》云："人之所以得病者，必于暑湿风寒雨露，奏（腠）理启阖，食歓（饮）不和，起居不能与寒暑相（应），故得病焉。是以春夏秋冬之闲，乱气相薄沓也，而人不能自免其闲（间），故得病。"从上述引文，可证《引书》中病因观念已与《黄帝内经》模式相当接近，强调内外因相结合，并且有"腠理"解释人体内外的相交。

甚至在《脉书》中有云："其气乃多，其血乃淫，气血腐阑（烂），百节皆沉，款甘末，反而走心。"展现了以"气血模型"的运用来解释不同病情。指出"气"与"血"的相互关系。然而相关内容较少，故此按证据，仅可谓在诸本简帛医书中，仅有"系统化"气一元论病因观的雏形，但离完整而稳定之体系甚远。然《脉书》中把气血与筋骨脉肉作为同一层级，则值得我们留意。

在《五十二病方》中，有大量祝由术，直接受与鬼神之对话或敕令。故此可以理解其所描述鬼神之致病性，然书中未有直接描述鬼神如何致病。《日书》中《诘咎》篇，有两节内容或可让我们参考，去尝试了解原始医家对鬼神致病的理解："灶毋故不可以孰食，阳鬼取其气。燔豕矢室中，则止矣。""人之六畜毋故而皆死，鬼之气入焉。"而后世《诸病源候论》亦对鬼神尝试作更多分析，例如"人身内自有三尸诸虫，与人俱生，而此虫忌恶，能与鬼灵相通，常接引外邪，为人患害""人有临尸丧，体虚者则受其气。"把"鬼神"纳入自然之气中，与气一元论之生理病理建立关系。综合上述内容，可知先秦两汉的鬼神致病亦已利用"气论"阐述过程，具有一定程度的革新。按现今考据，"气论"本身为取代巫阶级的思想工具，然而却也会被鬼神文化用作思辨之工具，故此可以理解为何在古时代，"鬼神"往往亦会被视作"自然"之一。

虽然我们难以从出土简帛找到相关病症病因的发展过程的描述，但透过比较，可以发现《黄帝内经》的选择，理解其尝试建构的方法学。《黄帝内经》把自然六气广泛而大规模的引进去病因理解，并且去鬼神化，一切"气"及"风"均是主要与自然之力相关。在世界观的前设上去神秘化，达成自然哲学化的重要变更。与涉医简帛比较，六气在《黄帝内经》中的使用模式更有方法学上的突破，代表医学全面使用"气论"来建构世界观和知识论。一方面为人体现象建构出解释的关系网，也真真正正把"身体感"置于医学理论关注的主要层面上，确立了观测者与患者的观测位置和认识方法。另一方面，以内修感知"气的流动"，配合"六气病因"观念，作为病因的建构方式。如"风"有两重意义：一是指外界自然之气的其中一种变化；二是人体内部所拥有独特的"风"样的"身体感官"。以人体感官作为连接自然与病理系统的认知主体，联系两个体系。它既不是纯属定义于现实中不存在的概念，也不是近代科学强调"客观可测量之存在"，而是人人自身可感知的"身体感"，医者可以透过四诊去掌握有关患者的内景从而判断。决定了"认知"病因的方法和证据。使"六气致病"论有了实际的操作方法，并且"可验证""可交流""可修正"，成为知识积累的方法。甚至有尝试把"风占"内容与疾病关联，试图找出自然变化与疾病的规律。

病因学的转变，就是世界观的转化。西方医学哲学中有论"病因即思想（ideaology is etiology）"。从"轴心突破"的角度出发，是"巫"文化的退出及"气"文化的提升。在巫时期，巫就是人了解自然，操作自然界力量的媒介。古文并未有"迷信"与"不迷信"的前设思维，而是在其文化建构中，"巫"就是其操控自然能量的媒介，向鬼神祈祷和祭祀，是理所当然的"理性"方法。因为"巫"不单是社会的知识和权力阶级，更加是人类帮助王权"通天地"的代表。而"气"文化，则是把"巫"对自然和人体能量的解释和操作垄断中断，重新定义"自然"和"天人合一"的方法。故此当"气"文化日渐兴旺，以气论解释病因的体系自然更为流行及圆满。尤其"气"论中，强调将患者自感之身体能量及病症体感作为治疗目标，在哲学性的方法、临床经验的积累及修正下，系统渐见稳定及临床实用，乃至于今天可以以实验或临床检测的方法论证。

而观察现有的各种简帛，实际上对气论的病因描述不深，只有初始概念，部分仍为自然崇拜而未有气论的内涵。而撤除神灵巫术和自然崇拜，简帛医书中病因的理念主要是直线的因果关系，即是事件程序和时间性。而从一般经验主义的角度，事件是视觉性为本质的，如果事件原因还包含了触觉内容和运动性，这种经验主义就无法把握。故此在简帛医书中可以描述病因的疾病，以外伤性或物理性为主。反过来说，如果从理性主义的角度，如要描述身体功能，则显然又不具备相关的解剖知识。理性主义在该时代亦无法正确思索出临床实用的病因，从客观空间出发亦无法完成病因学建设。最终只会落入神灵巫术和自然崇拜中。假如我们认同求因是人自然的思维诉求，那么当时的病因学就面对极大的困境，无论单纯的体验记录和思辨，均无法说明疾病的发生和转化。

然而《黄帝内经》所阐释的病理学，则以一种逆向建构的方式，从人的生理功能和病理，建构出四时五脏阴阳的生理和病理空间。这里强调"逆向"二字，即非先有四时五脏阴阳的实体而后建构，而是以生活体验和疾病体验，再以系统把体验对应，用以解释和预测疾病的发生，并建构出大体的治疗系统。例如《素问·举痛论》中"寒气客于脉外则脉寒……故卒然而痛，得炅则痛立止"，指出病因和对治疗的反应，说明了病因建构与生活体验的一致性。

如再比较甲骨文和巫术医学中的病因，除了有世界观转变的意义外，亦有排除方法学的意义。类巫术医学的病因，还有无形之"虫"，基本上是唯心性的，在生活中难以体验，与现实中的病人难有关联，他的焦点是落在世界观上，而非病人自身，在《黄帝内经》亦不用之作为实际病因解释。例如一些方名中，不谈病理，直接用"去寒""驱寒"，就是一种例证，可以用病人体感转化作为治疗的验证。相较于西方医学从上而下的病因学，利用其本体论尝试用顶端思维建构，再以之限制下层临床医疗的治疗。《黄帝内经》的病因学方法，在告别巫医学进入气论后，实际上是从下而上，由病人身上建构出治疗学说和解释体系。

二、疾病诊疗理念

简帛医书中疾病的诊疗理念，主要分为疾病的治疗和预防，而预防的主要内容于之前身体的养护等章节已经有详细的介绍，故此处不再赘述；又因学界对简帛医书的方药研究有很多专论与专著，因此本节主要从医学理念的角度整体分析简帛医书中疾病治疗方法的特点，并与《黄帝内经》中的诊疗理念相比较。

（一）低辨证度的临床用药

在简帛医书中，用药主要以针对"症状"为主，欠缺疾病病理诊断，仅有低度辨证思想。其中在《五十二病方》中，除单一症状外，亦有以复合症状或病因作为诊断要素。例如有指出"伤而痉者"；瘫亦有分作"血瘫""石瘫""膏瘫"，以主要症状及次要症状的组合作为第一级和第二级诊断之依据。但是病理元素者则限于"痉"中的"驱寒"及"熨寒"。而在《养生方》中，药物治疗的目标则已涵盖"徐中益气"，不独限于表面症状；《杂疗方》亦可见"益气"，有基本气论成分。而至《武威汉代医简》，则基本依上例，然而辨证方式已有细化，亦有指出"伤寒逐风"作为治疗目标；《敦煌汉简》则有可见之辨"寒"之思想；《居延新简》中有"除热"，具备阴阳的内涵。对疾病用药指征除"主要症状"外，新增上"寒/热"的辨证或以身体感之方式指导用药。

（二）"药病相对"的处方法则

在《五十二病方》中，记载体系主要按"病"为先，再有不同用药之记述。主要模式仍为"药病相对"，以主要症状作为药物治疗及祝由治疗之指导，并未见有明显辨证之思想。而导引术亦如同，体例上亦以主要病症为主导，未有按经络使用不同导引的指导方式。而即便在祝由术中，亦是疗法与病症直接相对，未有如后世《诸病源候论》中对鬼神分类的方案。新近出版的《天回医简》中，可见早期的辨证思想，如其中瘅分成"心""小肠""肠"等等类型，又如风亦分成"肺风""脾风""心风""胃风"等等类型，均明显具备对病症较系统化的认识，病因病机亦相对其他简帛医书更为完整。

（三）经脉疾病重灸的治疗方法

现有认为经脉学说多为"连贯而统一"，并且认为是"逐步丰富拓展"。上文已通过比较《脉书》《阴阳十一脉灸经》《足臂十一脉灸经》和《灵枢·经脉》以作对照。首先，《足臂十一脉灸经》中凡治疗皆为"灸"，这种治疗观念是未有论及病性的。无论相关症状为"痛"，还是当今认为可能与"热之病性"相违的烦或热类症状，在此其中"灸"是作为指导性的疗法，但属经脉病均可用，而不具备"辨证"之色彩和"诊断"之内容。亦可能当时对灸法并没有温热的定义，故此但凡经脉病均可用。而脉书则说明外科病症有脓则不可灸："有农（脓）者不可久（灸）殹（也）。"反映出对灸法有较深入的认识。而《灵枢·经脉》篇则在"所生病"明显拓展了范围，并且在病理解释上有明显进展。并且在各种病症上对两种《十一脉灸经》均可见有一定针对性和拓展。每当《十一脉灸经》中有提出具有"寒热"性质的症状，在《灵枢·经脉》均有再作补充，使症状"寒""热"二性俱备。继而最终推导"寒热虚实"之诊断和辨证法则，而与《十一脉灸经》中强调以"灸"法治疗大部分疾病有所不同。

（四）"人部药"及其用药思想

人部药在用药史上有特别之意义，故此特立本节以总结简帛医书中对人部药的使用。其中较为特色的有"女子经血及月事布",《五十二病方》中:"一,牝痔有空（孔）而鑺（脓）血出者方:取女子布,燔,置器中,以熏痔,三日而止。令。""一,蛊,渍女子未尝丈夫者布□□音（杯）,治桂入中,令毋臭,而以□饮之。""一,渍女子布,以汁傅之。"《养生方》中有"【一】曰:走疾欲善先者,取女子未尝男子者布,县臬,怀之,见旋风以投之。风止,即□□带之。"

简帛及传世医书中均有明显使用"女子布"之法,妇人月水之宗教性意义亦曾在相关文献中表述。妇人月水作为用药,于简帛医书中颇为明显。其中有直接以月水,或"血布消灰"作药。从上述记载中,可知在治病方面,《五十二病方》中,治人病马不痫中有"即以女子初有布燔""渍女子布""取女子风,燔,置器中,以熏痔""渍女子布,以汁传之""当女子布""蛊,渍女子未尝丈夫者"。而在养生方面,马王堆《养生方》中有怀童女月事布以增腿劲。

而就其使用之理念,江绍原[1]考察先秦两汉之"天癸观",认为至少妇人月水之使用一般有四种理解:一视为污秽之物;二认为天癸能破鬼魅与邪;三指经血与经衣能解毒治病;四指天癸能兴阳益封。在简帛医书中,按其文理,后三说均能解通。

若扩大范围,把所有人部药亦纳入,考察人体产物作为医疗用途。其中"人精"亦为一药。而《五十二病方》中:"以男子洎傅（传）之,皆不殷（瘢）""殷（瘢）者,以水银二,男子恶四,丹一,并和,置突【上】二、三日,盛（成）,即□□□囊而傅（传）之"。另亦有"人发""头脂""人泥"（即人粪）"人尿""人头"。江绍原[2]同样对须爪作出考证,认为最初之使用,是基于古代迷信思想,认为里面藏有"人身的一种精华,其中寓有人之生命与精力"。

而这些人部药的内容,亦大多数载于《五十二病方》。从简帛之习惯,难以排除鬼神迷信思想,但其中可以判断,背后理念包含以"天癸"所产生之物以作能量之转移或"补充"的媒介。由此可以推断,在早期医家中,存在"相关性联系"的思想。其中特点不独是"由物传人",还包含了"由人传人",以人之物传人之器。虽然后世医者用之较少,但该思想在民间却

1. 江绍原. 江绍原民俗学论集 [M]. 王文宝, 江小蕙, 编. 上海:上海文艺出版社, 1998:161–194.

2. 江绍原. 发须爪——关于它们的迷信 [M]. 上海:上海文艺出版社, 1987:5.

仍然传播，故此部分本草著作亦有收载。同时就个别人部药之疗效，亦确实可能存在而受较多医家认同，例如"人尿""血余炭""人粪"（后世发展成"金汁"），均可由现代理化研究所证实，故此后世人部药亦可兼见。而巫术成分较重的"女子布""人头""头脂"出现频次则明显下降。

然而逻辑上，如无明确证据，实难以断定事物如何消失，仅能按临床而作衡量，可能是除思维方法更新外，亦因临床无法展现疗效或文化改变而被淘汰。然而"月事布烧灰"之应用，亦仍有零星民间成功案例报道。

而《胎产书》中提到"产男"的医方和"产女"的医方，还有治疗"字而多男无女而欲女"的医方。从其药物组成，可以知道古人认为吃"爵（雀）、方苴（咀）、蒿、牡、卑（蜱）稍（蛸）、【蜂】房中子、狗阴"等阳性的东西"必产男"，吃"黑母鸡"等代表阴性的食物则产女。

（五）时间治疗思想与禁忌

在简帛医书的医方中，涉及许多与时间相关的采药、服药与治疗方法，如《五十二病方·白处》中提到："以三月十五日到十七日取鸟卵，已□即用之。"《杂疗方》中载有"恒以八月、二月朔日始服，饮□□□□。服之二时，使人面不焦，口唇不干，利中益内"等，相关记述在简帛医书中经常出现，其中不仅有与日相关的服药时间，还有以月份作为养生服药的指导以及服药的频次等。从中可以发现，时间与医疗在简帛医书中已经有一定联系。

同时，简帛医书中载有与时间相关的治疗禁忌，《武威汉代医简》中有如此描述："黄帝治病神魂忌：人生一岁毋（灸）心，十日而死；人生二岁毋（灸）腹，五日而死；人生三岁毋（灸）背，廿日死；人生四岁毋（灸）头，三日而死；人生五岁毋久足，六日而死；人生六岁毋灸手，二日死；人生七日〈岁〉毋灸（灸）胫，卅日而死；人生八岁毋（灸）肩，九日而死；人［此处有脱简］者与五岁同，六十至七十者与六岁同，七十至八十者与七岁同，八十至九十者与八岁同，九十至百岁者与九岁同，年已过百岁者不可灸（灸）刺（刺），气脉一绝，灸（灸）刺（刺）者随箴（针）灸（灸）死矣。"

《武威汉代医简》木牍中亦载有：五辰辛不可始久（灸）■（刺），饮药必死。甲寅、乙卯不可久（灸）■（刺），不出旬死。五辰不可饮药，病者日益加深。无□禁朔晦日甲午皆不可始□□□□□□□月六日、十六日、十八日、廿二日皆不可久（灸）可久刌（刺）见血，止己□。

《武威汉代医简》中记载按岁而判断不能选用的治疗，和按时辰所不能灸或服药。虽然没能在资料中发现其完整的前提和理据，但就这些记述，可以明显察觉到早期医家意图建立与时间相关的治疗禁忌。这很可能与古代的数术相关，也可能是时间生理模型建立的痕迹。

（六）祝由治疗观念

祝由术，在简帛医书中按照对象的不同可以分成三种，分别为"致病因""防范仪式""特定神祇"。

第一种如周家台秦简《病方》中有向鬼神云："北乡（向），禹步三步，曰：'嘑（呼）！我智（知）令某瘧（疟），令某瘧（疟）者某也。若笱（苟）令某瘧（疟）已。'"同时亦有以现世致病的事物，再向鬼神禀告或反向恐吓鬼神，《杂疗方》云："即不幸为蜮虫（虺）蛇蠭（蜂）射者，祝，唾（唾）之三，以其射者名名之，曰：'某，女（汝）弟兄五人，某索智（知）其名，而处水者为鲛，而处土者为蚑，楼（栖）木者为蠭（蜂）、蠪（蛄）斯（蟖），蜚（飞）而之荆南者为蜮。而晋（晋）□未□，璽（尔）效（教）为宗孙。某贼，璽（尔）不使某之病巳（已），且复□□□□□□□□□□□□□□。'"

第二种为在家中举行"涂"的仪式，虽未明确防范之对象，却有预防之意。其主要记述于《杂禁方》："又（有）犬善皋（嗥）于亶（坛）与门，垛（涂）井上方五尺。夫妻相恶，垛（涂）户□方五尺。欲微（媚）贵人，垛（涂）门左右方五尺。多恶蘬（梦），垛（涂）床下方七尺。姑妇善所（斗），垛（涂）户方五尺。婴儿善泣，涂（涂）诱（牖）上方五尺。"从文献而言，杂禁方巫术意味较医学意味要重，然而符合医学关注议题，故纳入。

第三种则为就特定之医疗议题，向特定神祇祝由，周家台秦简《病方》

中有已齲方：见东陈垣，禹步三步，曰："皋！敢告东陈垣君子，某病齲齿，筤（苟）令某齲已，请献骊牛子母。"前见地瓦，操；见垣有瓦，乃禹步，已，即取垣瓦貍（埋）东陈垣止（址）下。置垣瓦下，置牛上，乃以所操瓦盖之，坚貍（埋）之。所谓"牛"者，头虫也。

祝由的时间方面，《五十二病方》中，较多祝由条目均有提及祝由术之时间，其中有"月晦""朔日""月晦日日下餔（晡）""月晦日之内后""月十六日""辛巳日""辛卯日"。

"晦日"为每月最后一天，月相尽时，"朔日"即为每月第一天，"辛巳日"即为第十八天，"辛卯日"即为每月第二十八天。从阴阳学说分析，月晦即为每月阳气将尽阴最旺之时，朔日即为每月阳气始发的时间，月中即是阴阳交替的时间。祝由术选择该等时间，可以理解为选用天地变化周期以助祝由之术得效。这些都可与早期日月崇拜的思想关联。

总结简帛医书中祝由术之有关方位内容，以"东南西北"相关四向作基本归纳，其数量统计如下表（表6-1）。

表6-1 与方向相关的祝由术统计

	东	南	西	北
周家台秦简《病方》	4	2	1	1
《五十二病方》	11	3	2	4
《养生方》	1	1	0	0
《杂禁方》	1	0	1	0
《杂疗方》	0	1	0	0
《武威汉代医简》	1	0	0	0

从上述简单归纳中，可见医疗相关祝由术之方向，以"东"向为主。从现阶段之资料，似可以以传统文化中的一些信念作解释。《礼记·玉藻》："君子之居恒当户，寝恒东首，若有疾风、迅雷、甚雨，则必变，虽夜必兴，衣服冠而坐。"说明东方方位与自然能量的变化大有关系，孔颖达疏："此云东首，故知是君来视之时也。以东方生长，故东首乡生气。"由此，可以理解术式的方向与自然力量之转化有关，其中东方就呈现出较明显的特点。而孔颖达疏"北面三号"则云："北面三号，号呼之声三遍也。必三者，一

号于上，冀神在天而来也。一号于下，冀神在地而来也。一号于中，冀神在天地之间而来也。"说明北面为阴，乃鬼神之所向也。

从上述围绕祝由术之总结，可得悉巫术医疗源自自然现象和鬼神崇拜的原始世界观。祝由术之对象，除鬼神外，还包含了自然现象如"闪电"；祝由之时间均与日月自然力量转化相关；而祝由之方位亦与大气中自然现象之转变相关。故此可以认为，祝由术实际上乃是人与自然力量互相影响的术式，而"鬼神"仅为自然力量之其中一种而已。从古人之世界观，祝由术是"对自然力量操控的系统"，借时间和空间去调动影响人体之自然能量。除"禹步"动作外，亦有使用咒语等技术。因此事物大小，不论医疗，还是外出出行，均可使用祝由术作为辅助。而随着古人世界观的改变，则会重新思考固有模式中"理所当然"的世界本质，继而推演认识世界的方法学，以至于促进医疗技术的发展。

三、"痛证"分析与比较

"疼痛经验"是最普遍和最日常的疾病身体经验，在简帛医书涉及的疾病中也多次出现，因此我们特意用一个小节来说明疼痛类疾病。而由于简帛医书中对疼痛的描述，多是诸种疾病的附带症状，并非纯粹之痛症，故此治疗多变，亦难以直接比较及统计，亦未有对"痛"提出概括性之治疗策略，故不详细讨论其实际处方用药部分。

虽然疼痛经验普遍于人类社会的基础疾病认识，但对痛的表述、解释、理解，和痛的系统治疗均有社会文化在背后参与。患者所处文化的身体和疾病观念，均关乎疼痛如何被感知、鉴定，继而在此体系上产生不同的意义。

（一）"痛"的描述

从现有简帛医书中，我们把与痛相关的病症名归纳，然后尝试分类考察。发现可以把疼痛归纳为以下两大类：一是《五十二病方》中痛的意识，"金创"作为主要成因，并强调"痈疽"及其他外科病；二是各种灸经之痛，则强调经脉失常为其病因。痛的相伴症状主要为肿和关节功能丧失，痛的本质及临床意义并未明显提出，治疗主要是直接针对症状展开，关于治疗法则的相关讨论并不多。

《脉书》中最早有对疼痛的分类："夫骨者柱也，筋者束也，血者濡也，脉者渎也，肉者附也，气者呴也，故骨痛如断（斫），筋痛如束。血痛如泜，脉痛如流，肉痛如浮，气动则扰。夫六痛者皆存于身而莫之智治，故君子肥而失其度，是胃（谓）筋骨不胜其任。其气乃多，其血乃淫，气血腐烂，百节皆沈，款廿末，反而走心。不此豫治，且闻哭音。"其中就对六种疼痛有所分类，今简表归纳如下（表6-2）。

1. 林伯欣. 痛史 – 古典中医的生命论述[M]. 台北：东大图书，2012：122–123.

表6-2　《脉书》中六痛之内容

六部功能	痛的描述	《说文解字注》（简称作《注》）简释
骨者柱也	骨痛如断（斫）	《说文》断：斫也。《注》斫：击者、支也。凡斫木、斫地、斫人皆曰斫矣。
筋者束也	筋痛如束	《注》：束：缚也。从口、木。凡束之属皆从束。
血者濡也	血痛如泜	《注》泜：小濡皃（貌）也。 《注》濡者、沾也。上文濡篆下未举此义。故此及雨部补见。小雅曰：既（既）沾既（既）足。盖足卽（既）泜之假借也。
脉者渎也	脉痛如流	《注》流：水行也。从㳑充。 会意。力求切。三部。充、突忽也。 㳑之本义谓不顺忽出也。引申为突忽。故流从之。
肉者附也	肉痛如浮	《注》：汎也。各本汎作汜。今正。木华海赋。浮天无岸。李注引说文浮、汎（氾）也。按上文云汎（氾）、浮也。
气者呴也	气动则扰	《说文解字》扰：烦也；《注》烦：热头痛也。

而这段文字除首次对"痛"作分类外，更把"痛"与严重疾病联系起来，表明有痛不治，则容易带来严重的后果。林伯欣[1]认为断（斫）当作"砍伐"解，隐喻为身如遭斧砍之树般欲坠；而"束"则可理解为活动受制约；"泜"则未有直接的训释，但《广雅》云：泜：溃也。或可以解读为"浸渍感"；"流"可解读为"流动感"；"浮"可解释为"虚浮不实"和在表层的感官；而"扰"则可训作"烦"，或可以直接训作"热头痛"，亦可理解为让人不适的气感，还可能包括心中无法安宁、睡眠不安、口舌燥热之感。而也有学者认为"气动"是对上述五种痛分类的总述，是每一种痛均有"气动"的含义。

从今日之中医范式来看，《脉书》中痛的分类似乎难以理解，且并不在今日的医疗疾病系统上具有临床意义，同时亦难以与《黄帝内经》对痛的分类相合。然而作为中国医学史上早期的一种对疼痛的分类方式，值得被记录及关注。尤其是把"气血"与"骨、筋、脉、肉"作为同级之分类，反映出"气""血"在较早期医疗系统中的定位。而句子结构上，"气动"与前句完全吻合，应释为同一层级的不同描述更为合理。此外《脉书》对痛的描述亦包含了更细致的身体感，按身体感作出不同的分类，展现了疾病感知体系的发展和分类方法。

（二）"痛证"的归纳总结

本部分将以搜寻的方式，归纳简帛医书中"痛"字相关的内容，并按照疼痛部位的不同，将这些内容归纳为 5 个表格（表6–3 ~ 表6–7）以全面展现。而其他未用"痛"字之相关疾病则暂时不作考虑，以保持归纳文献的准确性。本部分文献为求简洁，把各种《灸经》及《脉书》合并作"经脉类著作"；《居延汉简》《居延新简》《万物》《武威汉代医简》合并作"汉代医简"一并处理。

1. 头部

表6–3　简帛医书中有关头部之疼痛

简帛医书种类	与头部有关的痛
经脉类著作	肝痛、胁痛、缺盆痛、缺（缺）汾（盆）甬（痛）、胸痛、坚痛
《引书》、导引图、《十问》	痛明（肍）、（膺）痛
《五十二病方》	未见相关内容
汉代医简	胁痛不耐言、两胠蔺急痹

2. 脊椎

表6–4　简帛医书中有关脊椎部疼痛

简帛医书种类	与脊椎部有关的疼痛
马王堆经脉类著作及《脉书》	腹街、脊内兼（廉）痛、脊痛、项痛、要（腰）痛、项以（似）伐、要（腰）甬（痛）不可以卬（仰）、要（腰）尻痛、要（腰）以（似）折、尻痛、背（背）痛、要（腰）痛不可以卬（仰）

续表

简帛医书种类	与脊椎部有关的疼痛
《引书》、导引图、《十问》	北（背）甬（痛）、要（腰）甬（痛）
《五十二病方》	颈脊强而复（腹）大
汉代医简	伤要（腰）

3. 四肢

表6-5　简帛医书中有关四肢之疼痛

简帛医书种类	与四肢有关的疼痛
马王堆经脉类著作及《脉书》	胻痛、股内痛、膊（腨）内痛、胻内兼（廉）痛、臀外兼（廉）痛、膊（腨）痛、腄痛、手痛、髀（髀）外兼（廉）痛、股外兼（廉）痛、胻外兼（廉）痛、郄（膝）外兼（廉）痛、四节痛、胳（郄）如结、脾（髀）廉痛、脊痛、肩痛、肘外痛、臑痛、四痏甬（痛）、髀外廉痛、股痛、臂甬（痛）、肘甬（痛）、臑甬（痛）、腨如裂、腨痛、胳（郄）痛、鱼股痛、脾（髀）外廉痛、郄（膝）外廉痛、臑以（似）折、肩以（似）脱、臂痛、四末痛
《引书》、导引图、《十问》	左郄（膝）痛、踝痛、右郄（膝）痛、支（肢）尻之上甬（痛）、足下筋痛、右手指痛、左手指痛、肘痛、足痛、郄（膝）痛、脾（髀）痛
《五十二病方》	未见相关内容
汉代医简	未见相关内容

4. 五官

表6-6　简帛医书中有关五官之疼痛

简帛医书种类	与五官有关的疼痛
马王堆经脉类著作及《脉书》	頯痛、颊痛、齿痛、颜（颜）痛、领（颔）穜（瞳）痛、领（颔）颈甬（痛）、颜甬（痛）、领（颔）甬（痛）、颔肿甬（痛）、颊甬（痛）齿甬（痛）、颜痛、领（颔）颈痛、颔穜（肿）、领（颔）痛、头颈痛、头痛
《引书》、导引图、《十问》	左目痛、頯及颜（颜）痛
《五十二病方》	未见相关内容
汉代医简	居延汉简及新简：头通（痛）、头愿（痛）、齿愿（痛）、头愿（痛）风

5. 整体而未明病位

表6-7　简帛医书中未明病位之疼痛

简帛医书种类	未明病位的疼痛
马王堆经脉类著作及《脉书》	身痛、节尽痛
《引书》、导引图、《十问》	膞（体）洅（浸）洅（浸）痛、骨痛、筋痛、血痛、脉痛、肉痛
《五十二病方》	未见相关内容
汉代医简	万物：气臾

（三）痛证的"空间"部位

从上述归纳，可知简帛医书中之"痛"字，绝大部分与解剖部位相接，以脊柱及四肢作为主要空间，按当今观点，即以"表面解剖"为主。以体表标出疼痛的相关位置，而忽略体内之解剖，尤其"骨"字亦鲜见与"痛"相并成词；而各种关节名词亦未见描述，搜查中仅见"节尽痛"一项与关节相关。

至于胸腹部之疼痛，则鲜有以"腹""胃"及"内脏器官"等作为"痛"发生空间的描述用词，而以"胸""胁"两词为主，亦可见"缺盆痛""膺痛"。同样可见，用语均限于"表面解剖"。唯一一个与"内脏"相关者为"肝痛"，出现在《足臂十一脉灸经》中。

至于痛的性质的描述，亦较鲜见。现可见"浸浸痛""胁痛不耐言""两肤痛急""项以（似）伐""要（腰）以（似）折""要（腰）痛不可以卬（仰）""腨如裂""膞以（似）折"这些描述。基本只是作为疼痛"程度"的描述，除了"六痛"以外，总体上并未有明显的分类意识，或者与六淫相关。

而从统计上，大部分"痛"字均来源于《引书》《脉书》《足臂十一脉灸经》《阴阳十一脉灸经》四部经脉类医著，主要为描述经脉病候。以外科及金创病候为主的《五十二病方》反而鲜有用"痛"去描述疾病经验。因此这类可以推论出两种对疾病的理解方法，一是以"视觉"为主要引导，另一则是"体感式"，以疾病感官作为引导方法。

（四）"痛证"的成因及机理

在简帛医书中，较少直接描述疼痛的成因，仅仅以提出及描述与疼痛相关的疾病为主。《足臂十一脉灸经》《阴阳十一脉灸经》及《脉书》均载有大量疼痛的病症，然而仅描述为经脉是"是动病"及"所生病"，并未有描述其成因或机制。例如《脉书》载有"内瘅"，可与疼痛相关。

《五十二病方》中亦有与痛相关的内容，例如提出"痛""瘕"与疼痛的位置有直接的关系，和各种金创；此外则是提出部分疾病与疼痛相关，包括："婴儿索痉、瘕、牡痔、胸养（痒）、疽、口烂、痂"。

而《养生方》则提出了与今日痛症相近的概念，云："行欲毋足痛者，南乡（向）禹步三，曰：何水不截，何道不枯，气我□□。即取突墨□□□□内（纳）履中。"其中涉及咒术成分内容，然而其中不牵涉鬼神，而是自然崇拜。在《天下至道谈》则谈及七损可"为之而疾痛"，说明人体虚损也是各种疼痛之源。

《武威汉代医简》中则有较多相关描述，除了金创以外，还有医方治瘀以治痛；也有提出"心寒气胁下愚（痛）"，文理上可理解为心寒气和瘀血与痛有关。另外亦描述了男子七伤七疾中均会有痛。还有头愚（痛）风的表述。在整体上较为丰富，亦有病理之初步解释。

撇除其余疾病所诱发之痛（如痈），考虑纯粹性"疼痛"的理解，配合经脉病的章节，就会发现古医家对"痛"的认识更多始自于经脉系统。我们无法知悉经脉系统是来源于痛症的归纳抑或先有经脉而后归纳痛，但可以肯定两者高度连系。乃至于在摆脱鬼神致病文化后，"痛"的理解亦基本建基于经络学及其"气脉论"，只是不同经脉及解释理论之间有不同的病理元素和不同程度的阴阳五行病因学，因此出现不同论述。

（五）与《黄帝内经》"痛证"比较

《黄帝内经》中，对疼痛的论述达到了"概念化疾病名""病因""病理""治疗原则""治疗体系"全面完成的程度，其指导至今仍为适用，而且更有部分能用当代学术解释。《黄帝内经》中除了以疼痛为主的痛症外，还涉及痹症、五脏病、六腑病、经脉病、络脉病、皮部病、经筋病等多种范围。

《黄帝内经》对疼痛出现的现象不仅仅有记录，还尝试对其病因和病理机制作详细解释。《素问·阴阳应象大论》云：气伤痛，形伤肿。故先痛而后肿者，气伤形也；先肿而后痛者，形伤气也。把形、气、痛三者结合，尝试以"气"伤和"形"伤两种作为痛背后的"病理元素"和机理解释。而《素问·举痛论》中有"帝曰：愿闻人之五藏卒痛，何气使然？岐伯对曰：经脉流行不止，环周不休，寒气入经而稽迟，泣而不行，客于脉外则血少，客于脉中则气不通，故卒然而痛。""寒气客于脉外，则脉寒，脉寒则缩踡，缩踡则脉绌急，绌急则外引小络，故卒然而痛，得炅则痛立止。因重中于寒，则痛久矣。寒气客于经脉之中，与炅气相薄，则脉满，满则痛而不可按也。寒气稽留，炅气从上，则脉充大而血气乱，故痛甚不可按也。"

上述《素问·举痛论》的内容为中医学理论中的重要理论"痛则不通"及"不荣则痛"之来源。以经脉不通作为"痛"发生的主因。但凡一切痛，均与"经脉不通"有所相关。并且在《素问·举痛论》中提出的解释模式是把"表面解剖""经脉""气血""寒热""脏腑"等元素综合在一起。背后是一个以完整生理系统去为各种不同的"痛"来作诠释。值得注意的是其中的"空间"元素，巧妙地以经脉、体内解剖空间把表面解剖空间的"痛"与整个生理系统联系起来，建立了一个完整理解人体不同位置"疼痛"的解释系统。例如"喘动应手""其俞注于心，故相引而痛""胁肋与少腹相引痛"等诠释，均是用经脉之阻塞来解释表面解剖空间的疼痛。从当今体系而言，"解脉"是超解剖的系统，然而在《黄帝内经》的模式中，经脉是与表面解剖作为对等的统一体系来互动和解释。而后段，表面上是说明寒气客于各种空间下带来的结果。但实际上其诠释均是围绕各种不同的疼痛现象作出举例性的解释和治疗指引。

表6-8总结了简帛医书与《黄帝内经》两者疼痛经验的比较，以便讨论。

表 6-8　简帛医书与《黄帝内经》的疼痛经验比较

疼痛经验内涵	简帛医书	《黄帝内经》
发生空间	以体表解剖为主	以解剖结构为主
描述	以解剖位置疼痛为主	以解剖位置合并经络为主
相关病症	经脉病外鲜有揭示	与痹、瘴等关系密切。亦与五脏病、六腑病、经脉病、络脉病、皮部病相关
身体感	鲜有相关描述，仅汉简有寒、热相关	丰富而多样化的痛感描述。寒、热、麻等。如《素问·举痛论》
成因	外伤、外科疾患、七损	以经脉阻滞为核心，以寒、湿、风、血瘀、虚损作为病理元素
治疗方法	用药、导引、针、灸、祝由	用药、导引、针（多种针法）、灸

　　在疼痛经验比较上，我们发现简帛医书之描述，基本均以解剖位置和体表空间描述为主。然而《黄帝内经》多有"心痛""脊中痛""肠痛"等脏腑及"内景"之空间描述。同时指出"脉引而痛"，痛的位置与经脉系统建构成病理关系。而痛在其他病症的相关性上，已逐渐被理解，痛的位置与感觉，已成为个别疾病的诊断要素。尤其痛的"身体感"的描述已相当丰富，"温度感"如寒热；"松紧感"与卷缩；其他感觉如酸、滞、烦。而病因上，经脉病描述更为仔细，六淫病的元素亦与诸种痛有机结合。

四、疾病观的发展转变

本小节将采取与传统语言学定义不同的方式来说明简帛医书中的疾病观转化。认知科学则给予我们一种新的观点去说明疾病的本质，观念并非单纯一个语言定义项问题，而是一个网络，其中是各个相关项目的因果关系。本节将总结简帛医书中的主要疾病观，并且描述他们之间所出现的转变。

（一）神灵疾病观

神灵疾病观，除鬼神外，还有先祖，或自然现象（如雷）为病因。最早可见于甲骨文，而在马王堆医书中，尤其在《五十二病方》中时有可见。

图 6-1 是神灵疾病观的结构图，其中可以发现几种重要的信念，除鬼神致病外，亦强调了仪式对疾病的治疗作用，也可对病鬼（即鬼神）产生作用。同时亦应该留意，在神灵疾病观中，主要病症以外伤为主，亦偶有功能性的问题。可以有临床经验的积累，但对疾病的病因和病理仍然难以提供解释说明。神灵疾病观的形成具有一定的历史局限性，因此我们应当以持辩证的态度来认识其中的具体内容。

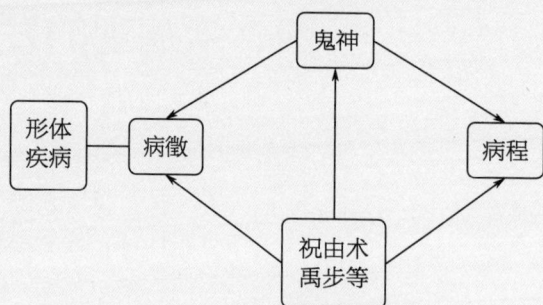

图 6-1 神灵疾病观结构图

（二）自然能量疾病观

图 6-2 是自然能量疾病观的结构图示，在自然能量的疾病观中，与神灵疾病观类似，但对于自然能量开始产生一定的理性。例如自然能量的出现和退去，与自然的时间节律有关。例如日月规律、四时规律，其操作系统并非完全属向神灵祷告的祝由术。而在这模式中，自然节律和能量与疾病的关系是直接的因果关系，认为个别自然因素，直接形成疾病，是熟于崇拜形式的理解和操作系统。这与今日所熟悉的中医学气论下的自然医学模式并不一样。

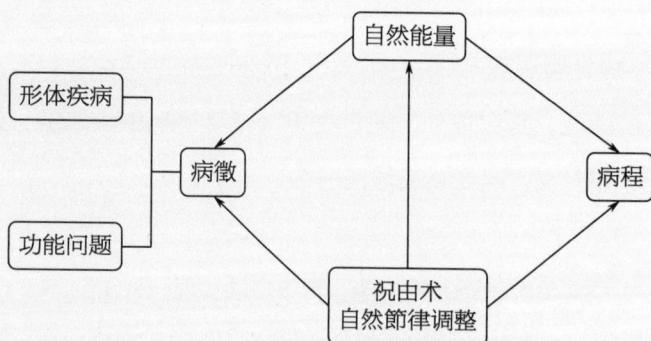

图 6-2 自然能量疾病观结构图

而部分的方术，与鬼神存在一定相关性，例如《人字图》与《埋胞图》，方向与鬼神有直接联系。如翻查睡虎地秦简《日书》乙种中的占卜系统，可知方向的致病，其祟源亦为鬼。故此可以推测系统是由神灵疾病观发展而来，转变成鬼神合方术之厌病观，再继而成为较为单纯的自然能量（不含鬼神之说）。以自然能量取代神灵规则，可以说是一种理性化而较为保守的转变。

（三）气—解剖身体疾病观

在《天下至道谈》中，可以发现在理解性功能问题时，气与解剖身体均作为身体的一部分，作为同层级的概念来为临床问题作出分析，可见相关的整体层级的分别不同。同时这种疾病观，是以房中导引等作为治疗方法，"气—解剖"身体疾病观的结构图示见图6-3。

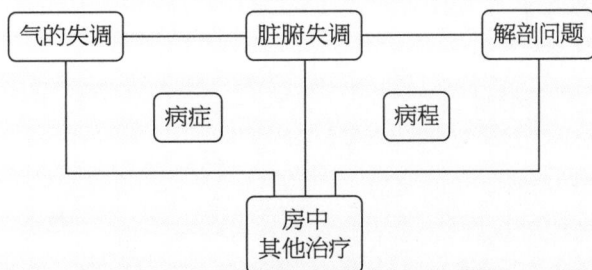

图6-3　气—解剖身体疾病观结构图

这种疾病观立足于气论的本体论，但在理解疾病的发生和处理时，气在疾病的理解中尚未达到本体论意义，即处于一种转变中的状态，生理和病理并未一致。

这种对疾病的处理模式，是在两种认识的进步下发生的。首先是对解剖生理的认识，其次是对气论的发现与认识。疾病的相关空间，除了体表解剖外，开始与其他解剖器官关联，如筋脉等；而气亦成为其中一个身体的空间。故此解剖部位和气均作为身体的不同部分，成为疾病相连空间的解释。而这种模式中，治疗方法除了一些简单药疗，以房中和导引较为突出。然而这些治疗与病因和不调空间的关系，却是无法作出描述。即只能先有疾病空间的诊断，然后有治疗，治疗的功效被定义为对该分部有效，其中的机理无法说明和论证。

而这种模式的理性亦同样可以理解，病患处有解剖位置理解的，均把解剖纳入。然后气作为一种对非解剖体系下的动力渗入一同解释，为解剖无法解释的现象提供原因。故此虽然这种疾病观在生理和病理并没有完全融合，但在体系上可说是一种逐步圆满的发展方向。这种转变增加了新概念，但尚未完全取代旧说，呈现一种系统不稳定的状况。

（四）经脉疾病观

经脉疾病观主要于经脉简帛文献中发现，其他简帛医书基本不见，图6-4是据此绘制的经脉疾病观结构图，其特点是把病症均归进了经脉系统之中。本研究论证，最早期由痛症的系统，增加了身体感，后再增加五脏和其他生理功能的关联。经脉疾病观已经比前三种更靠近气论，只是与生理体系亦未达致完整的联合。

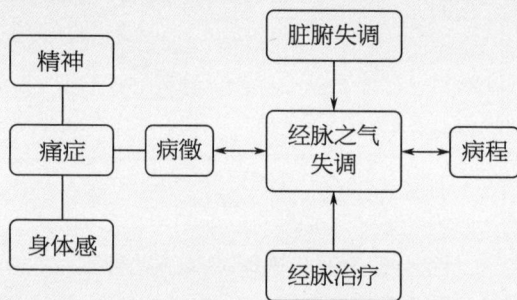

图6-4　经脉疾病观结构图

而经脉系统也有与气论相连，故此无论病症、病因、治疗，其作用点均是气的本体。治疗与病症和病程之间没有直接的因果关联，应对的关键在于经脉之气。然而与后世《黄帝内经》中稍有不同，此经脉疾病观中的气，较少有与生理系统的连接，亦对本体论缺少讨论。故此可以认为，这是一种疾病的理解技术，后逐步与生理体系融合，这一点也可于经脉简帛文献中逐步加入阴阳、五脏论述论证。

经脉疾病观的重要性，可以从其联系性上说明。经脉的疾病观，把痛、功能失调、情志、精神、脏腑连成一体，对于生理和病理系统的组建有极大意义。理性系统可以把人自身可感知的大部分不适均置于体系之中，并且其层级亦有所转向，气已有作为本体论的意义，而局部解剖位置对病因的结构亦有所退却。

同时简帛医书的经脉疾病观亦在转化之中，例如经脉的循环观念在简帛医书中并未可见，经脉和脏腑也只有初步的联系，而且是以十一经脉的模式。这些均可说是较早期的病理系统的建构，是从临床病症总结和建构的体系。

（五）气—阴阳—脏腑／五行疾病观

此节则说明最熟悉的气—阴阳—五行疾病观（说明图示见图6-5），该疾病观同样也是以气的失调作为核心，融合了生理与病理系统。而个别简帛中，可以看到五脏和阴阳的描述，但其中五脏之间并不存在五行相生相克的关系，意即其五脏为一种分类医学的认识，而非一种整体论系统论的认识。这两者之间，我们亦认为是发展过程中的必然，当五脏引入，在经脉简帛中可以发现是个别性的，脏腑间的关系并不明显。《天回医简》中五色望诊则始有对五脏关系的描述，在《黄帝内经》的模式中，方成为完整的气—阴阳—五行模式，描述五脏的外在症状关系与五脏间的关系。其余如《武威汉代医简》《里耶秦简》均符合此发展方向，处于初见的气—阴阳—五脏模式中。

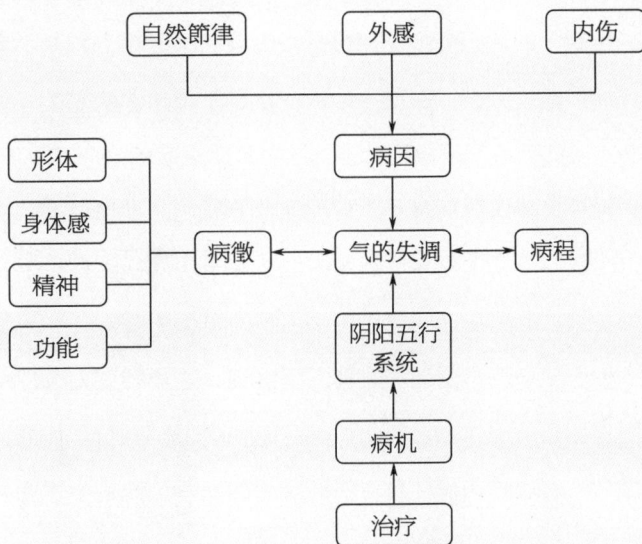

图6-5　气—阴阳—脏腑／五行疾病观结构图

此外，气—阴阳—五行疾病观的重点，在于其气论已经与五脏相关系统紧扣，让气的变化可以感知，可以说明，可以论证。使系统有更强的传播和教育意义，在理性上成为一个更为完满的生理和病理系统融为一体的体系。在感官上也拓展了对视觉和触觉的运用，让感知超越一般的视觉中心主义。同时给疾病的理念带来彻底的改变，以人体之气作为枢纽。治疗和病因均是以气为核心的因果关系，气成为了本体认识论和医学方法论的中心。

五、小结

通观简帛医书所记载的疾病，通过对其病因病机的分析，发现早期医家对疾病产生原因的认识尚处于原始阶段，简帛医书中仍包含很多鬼神致病的记载。然而通过分析，发现这种认识也属于自然疾病观的一种。通过对简帛医书中疾病的诊疗理念的总结，认为早期医家的治疗具有低辨证度、药病相对、重视灸法、时间禁忌、祝由治疗等特点。并通过对"痛证"的详细分析，比较了简帛医书与《黄帝内经》对于疾病病因病机以及诊疗方法的差异和发展。最后总结简帛医书中所持之身体疾病观，可见思想的转化往往是多种而复杂的。由纯粹的神灵疾病观，逐步转变为医疗经验，然后逐步出现生理与病理体系，到最后的"气—阴阳—五行"体系，把生理和病理融合为一。故此在多种身体疾病观念的竞争和建构中，简帛医书身体疾病观出现了种种转变和发展。